Dr PIERRE NYS

MAIGRIR
SELON
SON PROFIL HORMONAL

•MARABOUT•

Sommaire

4

5

6

7

INTRODUCTION

Vous avez toujours aimé manger ! Moi aussi. Ce geste simple fait partie des plaisirs de la vie, et il faut savoir l'apprécier. Comme vous, sans doute, j'éprouve un grand plaisir à partager un repas avec des amis, après avoir choisi avec attention mes produits – touchant, sentant, goûtant fruits, légumes et fromages – et les avoir cuisinés avec soin, en ajoutant ma touche personnelle. Aussi, lorsque j'ai décidé de devenir médecin, mes choix se sont-ils portés naturellement vers l'endocrinologie et la nutrition. Comment une activité aussi naturelle et conviviale que manger pouvait-elle devenir, pour certains, une source de mal-être physique et moral ? Cette question m'a poursuivi tout au long de mes études et a orienté mes recherches, qui m'ont conduit à une thèse sur l'obésité.

En quinze années de pratique, j'ai reçu dans mon cabinet des centaines d'hommes et de femmes souffrant de surpoids. Ils venaient me voir en dernier recours, lorsque leur situation semblait sans issue. Ces patients n'avaient pas pris ces kilos en trop pour des raisons identiques. Ils n'avaient pas non plus tenté de les éliminer par les mêmes moyens. Pourquoi, en dépit de leurs efforts, n'avaient-ils pas réussi à maigrir ?

Pour le comprendre, il suffit souvent d'observer les régimes qu'ils avaient tenté de faire. En premier lieu, je me suis aperçu que nombre d'entre eux avaient mis, véritablement, leur santé en danger.

Certains avaient suivi des régimes protéinés, dont la mode revient régulièrement. A l'origine, cette méthode avait été proposée pour relancer le fonctionnement, particulièrement perturbé, de l'organisme de personnes incapables de perdre du poids. Prétextant qu'il fallait employer les « grands moyens », on les hospitalisait pour leur prescrire, sous surveillance médicale, un régime draconien, enrichi en protéines afin de préserver leur masse musculaire. En trois semaines coûteuses, elles perdaient de 2 à 10 kilos, qu'elles reprenaient sitôt sorties de l'hôpital !

Après avoir été à la mode entre 1970 et 1975, puis entre 1980 et 1985, ces concepts éculés resurgissent depuis quelques années, sous une forme rajeunie, qui consiste à mettre les protéines amaigrissantes à portée de tous. « Achetez mes sachets et vous maigrirez ! » Sur ce marché porteur, le nombre de laboratoires qui commercialisent des « poudres miracles » augmente régulièrement.

Ces régimes peuvent, à la limite, être préconisés dans certains cas très particuliers, mais ils sont antiphysiologiques et représentent une agression majeure pour la plupart d'entre nous. D'ailleurs, certains ne s'en remettent jamais ! Le danger n'est pas hypothétique : si vos reins, un peu fatigués, ont déjà du mal à bien accomplir leur travail, leur imposer un labeur supplémentaire colossal risque de poser de sérieux problèmes. Des cures de diète protéinée ont ainsi altéré définitivement les reins de nombreux crédules.

D'autres patients, en suivant le régime Atkins, avaient supprimé l'ensemble des sucres, à assimilation lente ou rapide, de leur nourriture. En contrepartie, ils recevaient l'autorisation de consommer tous les autres aliments, sans compter. Or, il est actuellement démontré que, chez l'homme, les rations énergétiques ont tendance à s'équilibrer naturellement. En supprimant tous les sucres, quelles que soient leur nature et leur origine, on augmente obligatoirement les apports en graisses. Cela peut avoir deux conséquences désastreuses, aujourd'hui clairement mises en évidence : réduire les sucres, c'est en effet nécessairement diminuer les apports en fibres, et donc augmenter les risques de cancer du côlon ; et augmenter les graisses, c'est favoriser l'athérosclérose qui bouche progressivement les artères, ce qui peut, à la longue, provoquer des accidents vasculaires cérébraux, infarctus du myocarde...

Croyez-vous qu'il soit vraiment sage de vouloir perdre du poids à ce prix ?

Bien sûr, la plupart des régimes ne mènent pas à de telles extrémités. Et pour cause : en général, ils sont inefficaces ! En me contant leurs déboires, les patients m'ont ainsi démontré l'inanité d'une liste incroyablement variée de méthodes, de la plus astreignante à la plus farfelue.

Beaucoup avaient opté pour les fameux régimes « dissociés », qui ont eu leur heure de gloire. Leurs formules – « Ne mangez pas les graisses avec les sucres, n'associez pas les fruits avec la viande, etc. » – se révèlent plus simples à énoncer qu'à mettre en pratique.

Les expériences animales sur lesquelles se sont fondées ces recettes d'amaigrissement sont déjà anciennes : leur prototype est ce que l'on nommait « l'étude du rat cafétéria ». Avec un régime mono-alimentaire, le petit animal maigrit progressivement. En revanche, quand on lui propose une alimentation variée et « palatable » – c'est-à-dire agréable au goût –, on constate rapidement une reprise de poids qui ne cessera pas tant qu'on lui donnera à manger...

Si des êtres humains ont pu maigrir avec ces régimes, bravo ! L'effet de ces derniers ne réside que dans leur absence de variété. Manger une boîte de pâté sans pain n'est pas très réjouissant, et ne donne guère envie de commettre des abus ! Mais que se passe-t-il si, pour vous, c'est le pâté qui est dangereux et non le pain ?

Les régimes « fruits » font appel au même mécanisme. Vous ne devez manger, dans une même journée, qu'une catégorie de fruits. Vous imaginez-vous, le matin, devant votre cageot de pommes ou de poires, seul aliment pour toute la journée ? Là encore, l'efficacité ne repose que sur la perte d'appétit engendrée par la monotonie des menus.

Dans le registre des diktats arbitraires, certains avaient eu recours à des régimes plus sophistiqués qui interdisaient, par exemple, de consommer des fruits en dessert. Pourquoi ceux-ci seraient-ils responsables d'une prise de poids lorsqu'ils sont avalés à ce moment-là ? Mystère. Cette idée absurde n'est pas dangereuse a priori, mais elle a des effets pervers. En effet, on s'est aperçu que, si l'on ne mange pas les fruits à la fin des repas, on oublie tout bonnement d'en prendre ! Conséquence : un risque de carence en fibres. Et c'est précisément l'un des problèmes majeurs de notre alimentation actuelle. Quelle que soit l'heure, les fruits sont excellents pour la santé !

D'autres, plus courageux encore, acceptaient de remplacer le plaisir de bons repas par la prise de substituts alimentaires. L'usage de ces derniers devrait pourtant rester une exception. Ponctuellement, ils peuvent se substituer aux aliments traditionnels – dans ce cas, il faut les choisir riches en protéines et en fibres –, mais il ne me semble pas raisonnable d'en prendre plus d'une fois par mois. D'autre part, ces produits, assez onéreux, ne peuvent en aucun cas participer à la rééducation alimentaire dont votre corps a besoin. De plus, même si la composition annoncée semble correcte, les apports réels ne sont pas toujours suffisants. Par exemple, les substituts « hyperprotéinés » ne contiennent pas plus de protéines qu'un blanc de volaille. En revanche, leur teneur en glucides est importante, et il s'agit souvent de glucides assimilés rapidement, qui sont particulièrement néfastes pour la ligne.

Les dernières victimes en date ont suivi la mode récente du « tout est permis ». Elles se sont crues autorisées à manger ce qu'elles voulaient, à condition de respecter des horaires très précis. A-t-on jamais vu maigrir quelqu'un qui consomme de manière immodérée des matières grasses ? Nous ne sommes que peu protégés contre l'accumulation des graisses. Plus on en mange, plus on en stocke dans les cellules adipeuses. En outre, le principe sur lequel repose ce régime est erroné. Les graisses ne coupent pas mieux l'appétit que les sucres : leur effet rassasiant est inférieur à celui des amidons (ou sucres d'assimilation lente).

Pour éviter tous ces pièges, il faut traiter la question des régimes amincissants en amont et s'intéresser aux principaux mécanismes intervenant dans la prise de poids. Les cellules graisseuses, chargées de mettre en réserve l'énergie dans notre organisme, sont régies par des systèmes complexes en interconnexion étroite. Le système nerveux et les hormones sont les agents internes essentiels de cette régulation, tandis que l'alimentation et l'activité physique en sont les agents externes.

En étudiant ces problèmes, je me suis aperçu que le système hormonal des personnes souffrant d'un excès de poids était perturbé, d'une manière différente selon le type d'alimentation et le mode de vie. Les patients mangeaient-ils trop sucré ? Trop peu ou trop mal ? De façon anarchique et irrégulière ? Dans chaque cas, différentes hormones se trouvaient au cœur de leur problème.

J'ai pu ainsi identifier trois grands types de dérèglements et mettre au point les moyens de rééquilibrer ce désordre hormonal, grâce à des règles diététiques simples. Ma méthode est adaptée à chaque cas. Facile à mettre en œuvre au quotidien, elle n'impose pas de peser les aliments ou de calculer les calories. J'ai également développé un programme d'activité physique adapté à chaque type de personne, afin de régler et rééquilibrer le fonctionnement hormonal. Selon le profil du patient, des compléments alimentaires adéquats permettent de déclencher une perte de poids progressive mais rapide. Résultat : un programme agréable et léger. Les années passées auprès des patients ont confirmé l'importance de l'hédonisme dans la nourriture. Aussi, il ne faut jamais oublier, lorsqu'on veut faire un régime, que manger est un plaisir. Au fil de ces pages, vous découvrirez quel est votre ***profil hormonal***, avant d'apprendre à l'harmoniser pour retrouver l'équilibre du corps… Et peut-être aussi celui de l'esprit ! Hippocrate, le père de la médecine occidentale, ne disait-il pas qu'un être humain est ce qu'il mange ?

1

LES TROIS PROFILS HORMONAUX

Nous réagissons tous différemment face à la nourriture. Certains ont coutume d'engloutir des repas gargantuesques sans prendre un gramme, tandis que d'autres verront l'aiguille de la balance passer dans le rouge à cause d'un malheureux carré de chocolat. Tout le monde connaît des familles de « ronds », et des familles de maigres, comme s'il existait une propension héréditaire à l'excès de poids à laquelle nous ne pourrions échapper.

De là à en conclure que notre silhouette est prédéterminée dans nos gènes, comme la couleur de nos yeux, il y a un pas qu'il faut se garder de faire. D'abord, parce qu'au sein même des familles de ronds ou de maigres, on s'est aperçu que certains individus dérogent à la règle. Si le patrimoine génétique a, bien sûr, son mot à dire, l'environnement, les habitudes alimentaires et le mode de vie semblent jouer un rôle tout aussi important. Il suffit de constater l'augmentation du nombre de personnes souffrant de surcharge pondérale dans les sociétés occidentales pour comprendre que l'hérédité est loin de tout expliquer.

En cent ans, nous avons radicalement changé de mode de vie. Nous avons perdu l'habitude de nous déplacer à pied et les machines qui nous assistent dans la vie quotidienne nous dispensent de presque tout effort physique. Nous passons de nombreuses heures assis devant des écrans de télévision ou d'ordinateur, nos appartements sont surchauffés ou climatisés. Autant d'éléments qui font que nous consommons beaucoup moins de calories que nos ancêtres, alors que nous en accumulons autant qu'eux, voire davantage.

Notre alimentation aussi s'est modifiée ! Peu à peu, nous avons remplacé le pain et la pomme de terre, qui contiennent des glucides « lents », par des aliments renfermant des sucres à assimilation rapide et des graisses que nous stockons d'autant mieux que nous les éliminons de moins en moins. Pour nous aider à reprendre le contrôle de notre poids, la société moderne nous propose des régimes tous plus spectaculaires les uns que les autres, mais qui nous entraînent dans une spirale de dérèglements hormonaux telle qu'il nous devient de plus en plus difficile de mincir. Il est donc temps de revenir à des règles élémentaires d'hygiène de vie.

Avant tout, vous allez déterminer votre « profil hormonal », ce qui vous permettra de choisir la bonne solution à votre problème. Dès lors, maigrir deviendra facile, car vous serez en harmonie avec votre biochimie interne.

1 – Déterminez votre profil hormonal

Pour connaître votre profil hormonal, prenez le temps de mettre une croix devant les affirmations qui vous correspondent. Laissez en blanc les autres cases. En fonction des résultats, reportez-vous au descriptif de votre profil. Attention : vous ne pouvez répondre ni par « peut-être » ni par « oui et non » (le symbole  indique que votre bassin est plus large que vos épaules, et le symbole  l'inverse).

PROFIL INSULINE, LEPTINE OU STRESS ?

Profil A		Profil B		Profil C	
1. Vous avez bon appétit.	o	1. Vous prenez toujours des repas très légers (sauf exception).	o	1. Manger vous apaise.	o
2. Vous terminez habituellement vos repas par un dessert (autre qu'un fruit).	o	2. Votre repas de midi est léger (par exemple une salade et un yaourt ou une tranche de jambon).	o	2. Vous prenez un apéritif pour vous détendre le soir après une journée de travail.	o
3. Vous grignotez souvent des sucreries dans la journée.	o	3. Vous sautez souvent des repas.	o	3. Vous préférez le goût du salé à celui du sucré.	o
4. Votre repas du soir est le plus abondant de la journée.	o	4. Tous vos repas vous semblent équilibrés.	o	4. Vous resalez systématiquement les aliments (parfois sans même y avoir goûté).	o
5. Vous avez très faim (parfois avec de petits malaises) à 11 et 18 heures.	o	5. Vous n'aimez pas la viande.	o	5. Vous buvez du café (plus de 6 tasses par jour.)	o
6. Vous mangez souvent des plats en sauce.	o	6. Vous n'aimez pas le gras.	o	6. Vous pouvez manger à peu près n'importe quoi (car il faut se nourrir).	o
7. Vous appréciez les repas complets avec entrée, plat, fromage et dessert (même si vous n'avez pas beaucoup de temps).	o	7. Vous préférez le poisson ou la volaille à la viande rouge.	o	7. Votre poids varie brutalement sans raison apparente.	o
8. Vous mangez par plaisir.	o	8. Vous mangez rarement des féculents.	o	8. Vous vous sentez gonflé au niveau du ventre.	o
9. Vous avez tendance à somnoler après le repas.	o	9.Vous n'avez jamais faim.	o	9. Si vous fumez, c'est pour vous calmer.	o
10. Votre morphologie est plutôt ♂ que ♀.	o	10. Vous n'aimez pas le café.	o	10. Vous dormez mal.	o
11. Si vous fumez, c'est pour le plaisir.	o	11.Votre morphologie est plutôt ♀ que ♂.	o	11. Vous avez souvent la migraine.	o
12. Vous avez un peu trop de tension.	o	12. Vous n'arrivez pas à maigrir malgré vos efforts : votre poids est « bloqué ».	o	12. Tout vous énerve, vous êtes irritable.	o
13. Vous avez du diabète.	o	13. Vous êtes constipé.	o	13. Vous regardez souvent votre montre.	o
14. Si vous vous levez la nuit, vous avez faim.	o	14. Vous mangez souvent seul.	o	14. Vous avez l'impression de disperser votre énergie.	o
15. Vous n'avez aucune activité physique, vous ne marchez même pas.	o	15. Vous êtes peu sportif.	o	15. Vous travaillez la nuit.	o

Comptez le nombre de croix dans chaque colonne.

La majorité des croix se trouve dans la colonne A ? Votre profil hormonal est « insuline ».

La majorité se trouve dans la colonne B ? Votre profil hormonal est « leptine ».

La majorité se trouve dans la colonne C ? Votre profil hormonal est « stress ».

Le nombre de vos croix est réparti dans 2 colonnes ? Votre profil hormonal est « mixte » (les profils « insuline et stress », « insuline et leptine », « leptine et stress » peuvent s'associer).

QU'EST-CE QU'UNE HORMONE ?

Sécrétée par les glandes endocrines, une hormone est un messager chimique. Après avoir été transportée par le sang jusqu'à des cellules, appelées « cellules cibles », elle se fixe sur un « récepteur » et déclenche des réactions cellulaires. On peut comparer le couple hormone-récepteur à une clé et sa serrure.

De nombreuses hormones interviennent dans la régulation du poids. Les principales sont l'insuline, sécrétée par le pancréas, celles de la thyroïde et celles des glandes surrénales. Quant aux « neuro-hormones », elles sont fabriquées dans notre cerveau.

2 – A QUOI CORRESPOND VOTRE PROFIL HORMONAL ?

Le profil « insuline » (A)

Vous avez tendance à aimer le sucré. Deux variantes sont possibles, avec des conséquences pondérales presque similaires.

Dans le premier cas, vous avez bon appétit, vous mangez de tout en grande quantité et terminez volontiers vos repas par un dessert sucré.

Dans le second, vous mangez peu lors des repas, mais vous ne cessez de grignoter, de préférence des aliments sucrés, tout au long de la journée.

Vous avez souvent faim entre les repas, en particulier en fin de matinée et dans l'après-midi, surtout si votre repas précédent a été assez léger.

Vous prenez volontiers des repas abondants le soir.

Votre prise de poids se localise essentiellement dans le haut du corps. D'ailleurs, vous pouvez le constater en calculant le rapport « taille sur hanche ».

En ce qui concerne votre santé, votre tension artérielle est peut-être déjà un peu trop forte, et vous pourriez avoir un début de diabète.

LE RAPPORT TAILLE SUR HANCHE

C'est le rapport entre la circonférence de la taille mesurée à l'ombilic et des hanches à l'endroit le plus large du bassin. En position debout, les pieds joints, avec un mètre ruban (mais sans trop le serrer), mesurez votre tour de taille à la hauteur de l'ombilic et le tour de hanche à l'endroit le plus large. Divisez le chiffre obtenu à la taille par celui obtenu pour les hanches.

Par exemple : si votre tour de taille est de 74 cm et votre tour de hanche de 108 cm, votre rapport est égal à 74 que divise 108, soit 0,68.

Vous avez une répartition « androïde » des graisses si le rapport est supérieur à 0,85 (pour les femmes) et 1 (pour les hommes). Vous avez une répartition « gynoïde » si le chiffre obtenu est inférieur.

Cette distinction est importante car, dans le premier cas, elle permet de dire que l'insuline est impliquée dans vos problèmes. Vous risquez alors de développer des maladies telles que le diabète, l'hypertension... Si vous ne maigrissez pas.

L'INSULINE

L'insuline est la pierre angulaire du métabolisme du sucre. Cette hormone, sécrétée par le pancréas, permet au glucose (sucre) de pénétrer dans les cellules. Une mauvaise sécrétion ou une mauvaise activité de l'insuline favorise la prise de poids, puis le diabète.

Comment agit l'insuline ?

Chaque fois que vous mangez un aliment sucré, le pancréas sécrète de l'insuline afin de métaboliser le sucre consommé. Mais cette hormone favorise aussi le stockage des graisses et réduit l'utilisation des triglycérides (graisses) déjà stockés.

Si vous mangez beaucoup, l'insuline met en réserve les aliments consommés. Si vous mangez peu, mais que vous grignotez régulièrement des sucres, votre organisme secrète en permanence de l'insuline. Le stockage devient alors de plus en plus conséquent. A la longue, même de minuscules quantités ingérées ne sont plus brûlées.

Le profil « leptine » (B)

Vous faites de réels efforts, mais votre corps refuse obstinément de perdre les 4 à 5 kilos qui vous gênent. Votre alimentation est trop irrégulière. Pour diverses raisons, vous sautez souvent des repas.

Dans certains cas, vous mangez peu, régulièrement, et vous ne grignotez rien entre les repas. Mais vous ne mincissez pas, tout se passe comme si vous étiez « bloqué ». En général, vous n'aimez pas la viande et vous êtes peu enclin à manger du poisson. Il vous arrive donc souvent de passer des journées entières sans consommer de protéines.

Votre prise de poids est uniforme.

LA LEPTINE

Cette hormone, découverte en 1994, est sécrétée par les cellules graisseuses, ou adipocytes. Impliquée dans les mécanismes de la puberté et dans divers métabolismes, elle signale aussi au cerveau l'état des réserves énergétiques, participant ainsi au contrôle cérébral du poids.

Les souris « ob/ob », génétiquement obèses, n'en sécrètent pas. Si on leur en injecte, elles maigrissent miraculeusement, à la fois en réduisant leurs apports alimentaires et en augmentant leurs dépenses énergétiques.

Malheureusement, cette méthode ne fonctionne pas avec les hommes. A de rares exceptions près (environ 5 % des obésités dites « massives »), l'utilisation de leptine pour régulariser le poids d'un être humain est inefficace.

Les étude montrent que la sécrétion de cette hormone, dans le sang, est directement proportionnelle au poids. Ainsi, plus on est « gros », plus on en produit.

La leptine est au cœur de votre problème.

S'il n'existe pas de carence en cette hormone chez l'homme – dans les situations habituelles –, lorsque vous sautez un repas ou jeûnez, sa production est extrêmement réduite. Le message signalant que l'état des réserves est satisfaisant ne parvient pas jusqu'au cerveau. Cessant d'être renseigné, il croit que vous êtes en manque, et donne l'ordre de stocker autant que possible à la première occasion. Les explications de ce blocage étant encore mal connues, tout remède serait illusoire.

C'est pourquoi croire que sauter un repas fait maigrir est une erreur. Au contraire, l'organisme va tout organiser pour reconstituer ses réserves énergétiques au plus vite et, surtout, au mieux, c'est-à-dire avec un petit excédent pour ne manquer de rien en cas de nouvelle « disette ».

Le profil « stress » (C)

Vous avez une attitude compulsive face à l'alimentation. Vous prenez de tout, souvent très vite, car vous avez l'impression que manger vous calme. Peut-être avez-vous aussi l'habitude de boire régulièrement un apéritif le soir? Vous consommez beaucoup de café. Vous préférez le salé au sucré, même s'il vous arrive de céder à l'envie de grignoter des friandises.

Vous vous sentez souvent nerveux et vous essayez parfois de vous calmer en fumant.

Votre poids n'arrive pas à baisser, quels que soient vos efforts. Vous avez remarqué que votre ventre gonfle souvent, qu'il est tendu, parfois douloureux. Cependant, vous pouvez soudain perdre ou gagner 1 ou 2 kilos d'un jour à l'autre, sans que vous puissiez trouver une réelle explication.

LE STRESS

C'est à l'endocrinologue canadien Hans Seylie que l'on doit la première utilisation du mot « stress » en médecine, dans les années 50. Ce terme désigne toutes les réactions induites par un organisme se préparant à affronter un événement qui le met en danger.

La réponse au stress est stéréotypée, qu'il s'agisse d'une agression, d'une fièvre, d'une intervention chirurgicale... Deux types de sécrétions sont déclenchées lors de ces situations, les premières par le cerveau, les secondes par les glandes surrénales : les hormones et les peptides cérébraux (POMC pour pro-opio-mélanocortine, sérotonine, neuro-petptide Y) favorisent la faim et le stockage ; quant aux hormones des glandes surrénales (cortisol, essentiellement), elles contribuent au stockage des graisses et, de plus, favorisent la multiplication des cellules graisseuses.

Appartenir à plusieurs profils

• *Les profils insuline (A) et leptine (B) sont parfois associés*

Si vous êtes dans ce cas, vous mangez peu, vous oubliez des repas, mais votre alimentation est très sucrée.

La sécrétion de leptine est réduite lors des repas sautés ou trop réduits, et celle d'insuline est à son maximum en raison de votre alimentation sucrée.

• *Les profils insuline (A) et stress (C) vont souvent par paire*

Vous vous sentez alors « nerveux » et vous avez besoin de manger pour vous apaiser. Les aliments sucrés ont votre préférence.

Ici, les deux hormones sont la clef du problème. Lorsque l'on mange, le cerveau sécrète des produits calmants : les peptides opioïdes, similaires aux dérivés de l'opium.

• *Les profils leptine (B) et stress (C) se rencontrent également ensemble*

Malgré tous vos efforts, la balance reste désespérément stable. Vous enregistrez de petites pertes de poids, bien vite récupérées sans que vous sachiez vraiment pourquoi.

Vous mangez de tout, surveillez tout, limitez souvent vos apports quotidiens. Vous ne passez aucun repas, mais vos rations alimentaires sont très inférieures à des rations « normales ». Pour vous, perdre du poids devient une véritable obsession.

La leptine, mal sécrétée puisque vous mangez peu, se combine aux hormones du stress produites parce que, justement, vous n'arrivez pas à maigrir. Résultat : votre organisme se bloque. Ce blocage peut aller très loin, jusqu'à une obésité que l'on peut qualifier de « paradoxale » en regard des apports alimentaires quotidiens.

3 – Changez de cap, c'est une urgence !

Pour perdre des kilos en douceur, après avoir déterminé votre profil, prenez connaissance des grandes règles communes à tous.

Ce sont des principes de bon sens, que vous connaissez certainement et qu'il est aisé d'appliquer. Reportez-vous surtout aux conseils qui sont spécifiques à votre cas. Alimentation adaptée, exercice physique, aide par les compléments alimentaires, vous trouverez la solution qui vous convient pour vous débarrasser, peu à peu, mais définitivement, de vos bourrelets superflus.

2

DES RÈGLES DE BASE POUR TOUS LES PROFILS

1 – Trois bonnes raisons pour maigrir

Bien souvent, la première motivation pour commencer un régime est purement esthétique. Même si la « silhouette brindille » n'a plus la cote, la minceur demeure un critère de beauté. Des kilos en trop brouillent notre image dans le miroir. Se sentir laid dans son corps, c'est se sentir mal dans sa tête.

Deuxième motivation, un surpoids entraîne une baisse de forme et une sensation de fatigue. Pour un corps lourd, tout effort devient difficile.

La troisième est médicale : l'excès de poids est aujourd'hui considéré par les médecins comme un facteur de risque pour la santé. Les kilos en trop nous rendent plus vulnérable, à long terme, à toute une série de maladies telles que l'hypertension artérielle, le diabète, l'infarctus du myocarde, les calculs de la vésicule biliaire, le cancer du sein ou de l'utérus. C'est pourquoi ne pas suivre un régime revient parfois à accepter d'écourter sa vie. Un risque hypothétique mais bien réel, surtout en cas de surpoids provoqué par les régimes « yo-yo ». Pour toutes ces raisons, il est nécessaire de retrouver son « poids de forme », celui où l'on se sent bien, en harmonie avec soi-même. Ce poids est parfois différent du poids idéal théorique. Il faut apprendre à le connaître.

RELATIONS ENTRE POIDS
(EXPRIMÉ EN INDICE DE MASSE CORPORELLE) **ET RISQUE DE MORTALITÉ**

	IMC kg/m	**Risque de mortalité**
Maigreur	< 18,5	Risque faible.
Normalité	18,5-24,9	Risque absent.
Surpoids	25-29,9	Risque légèrement augmenté.
Obésité		
Classe I	30-34,9	Risque modéré.
Classe II	35-39,9	Risque sévère.
Classe III	> ou = 40	Risque très élevé.

2 – COMBIEN DE KILOS AVEZ-VOUS À PERDRE ?

Pour estimer un excédent de poids, on utilise un indice mathématique : « l'indice de masse corporelle » (IMC).

L'INDICE DE MASSE CORPORELLE

Il est obtenu en divisant le poids (exprimé en kilogrammes) par le carré de la taille (en mètre).

$$\text{IMC} = \frac{\text{POIDS (kg)}}{\text{TAILLE}^2\ \text{(m)}}$$

Un indice normal est compris entre 19 et 24 chez la femme, entre 20 et 25 chez l'homme.

Inférieur à 19, l'indice correspond à la maigreur. Entre 25 et 30, il révèle un surpoids. L'obésité est définie par un indice supérieur à 30.

Oubliez tous les autres modes de calcul : ils sont obsolètes, complexes – bref, sans intérêt.

LA FOURCHETTE DE VOTRE POIDS IDÉAL D'UN SIMPLE COUP D'ŒIL

Taille (m)	Femmes : poids idéal (kg)	Hommes : poids idéal (kg)
1,50	43,0-54,0	45,0- 6,2
1,51	43,3-54,7	45,6-57,0
1,52	43,8-55,4	46,2-57,8
1,53	44,4-58,5	46,8-58,5
1,54	45,0-56,9	47,4-59,3
1,55	45,6-57,6	48,1-60,1
1,56	46,2-58,4	48,7-60,8
1,57	46,8-59,1	49,3-61,6
1,58	47,4-59,9	49,9-62,4
1,59	48,0-60,6	50,6-63,2
1,60	48,6-61,4	51,2-64,0
1,61	49,2-62,2	51,8-64,8
1,62	49,8-62,9	52,5-65,6
1,63	49,5-63,7	53,1-66,4
1,64	51,1-64,5	53,8-67,2
1,65	51,7-65,3	54,4-68,1
1,66	52,3-66,1	55,1-68,9
1,67	52,9-66,9	55,8-69,7
1,68	53,6-67,7	56,4-70,6
1,69	54,2-68,5	57,1-71,4
1,70	54,9-69,3	57,8-72,2
1,71	55,5-70,1	58,5-73,1
1,72	56,2-71,0	59,2-74,0
1,73	56,8-71,8	59,9-74,8
1,74	57,5-72,6	60,6-75,7
1,75	58,1-73,5	61,2-76,6
1,76	58,8-74,3	62,0-77,4
1,77	59,5-75,1	62,7-78,3
1,78	60,1-76,0	63,4-79,2
1,79	60,8-76,8	64,1-80,1
1,80	61,5-77,7	64,8-81,0
1,81	62,2-78,6	65,5-81,9
1,82	62,9-79,5	66,2-82,8
1,83	63,6-80,3	67,0-83,7
1,84	64,3-81,2	67,7-84,6
1,85	65,0-82,1	68,5-85,6
1,86	65,7-83,0	69,2-86,5
1,87	66,4-83,9	69,9-87,4
1,88	67,1-84,8	70,7-88,4
1,89	67,8-85,7	71,4-89,3
1,90	68,5-86,6	72,2-90,2
1,91	69,3-87,5	73,0-91,2
1,92	70,0-88,4	73,7-92,2
1,93	70,7-89,3	74,5-93,1
1,94	71,5-90,3	75,3-94,1
1,95	72,2-91,2	76,0-95,1

Cette définition du surpoids appelle quelques remarques. Le poids, tel qu'on le contrôle sur la balance, n'indique pas si une surcharge est due à un excès de graisse. Si vous êtes sportif, musclé, vous aurez certainement un poids supérieur à la « norme », sans être gros pour autant. On trouve aujourd'hui des balances sophistiquées qui évaluent le pourcentage de graisse dans le corps.

La dynamique du poids est aussi un facteur important. Au-delà des chiffres, chacun possède un poids de forme, mais aussi une plus ou moins grande tolérance à la variation de sa masse corporelle. Prendre 5 kilos ne va pas nécessairement vous faire entrer dans la catégorie des obèses, mais vous pourrez vous sentir mal et avoir envie de vous réconcilier avec votre corps une bonne fois pour toutes.

L'excédent de poids est devenu un problème de santé publique. Le nombre de personnes concernées augmente régulièrement, y compris en France, où l'on estime que trois millions de personnes en souffrent. Le plus inquiétant est que parmi elles les jeunes enfants sont de plus en plus nombreux – il est urgent de leur apprendre à manger, voire à cuisiner. (Se reporter au tableau de la fourchette de votre poids idéal page suivante.)

3 – Apprenez à bien manger

Le rythme alimentaire

Le travail, le temps des transports, les pauses expresses du midi nous poussent à manger peu le matin (on se lève trop tard), peu à midi (la cantine n'est pas bonne, il n'y a que des brasseries près du lieu de travail…) et, pour compenser, beaucoup le soir, moment où l'on se retrouve enfin en famille.

Ce rythme alimentaire n'est pas satisfaisant. Il équivaut presque à subir un jeûne, chaque jour, du soir jusqu'au lendemain midi ou au lendemain soir... ! Sans énergie « fraîche », l'organisme devra puiser dans les réserves pour subvenir à ses besoins. Si, a priori, cette situation peut sembler favorable pour mincir, il n'en est rien. Pour prélever dans des réserves, il faut les avoir déjà constituées ! Aussi, par crainte de manquer au cours de ces périodes de jeûne prolongé, l'organisme constitue de plus en plus de réserves.

Pour éviter d'entrer dans ce cercle vicieux, il est donc indispensable de faire trois repas par jour.

– Le petit déjeuner ne doit pas être sacrifié. Il faut se lever assez tôt pour prendre le temps de manger avant de partir. Ce repas doit être copieux. Choisissez des aliments au goût agréable. Si vous n'avez pas l'habitude de manger le matin, commencez par de petites quantités, puis augmentez-les pour vous rapprocher du menu « idéal » correspondant à votre profil. Courage ! N'hésitez pas à vous lever dix minutes plus tôt. Pris en famille, ce repas peut constituer un moment de plaisir. Il permet de se retrouver, de partager ses rêves, de prévoir la journée. Nous verrons quels types d'aliments conviennent à votre profil hormonal.

– A midi, organisez votre déjeuner sur place, ou emportez un repas déjà prêt et adapté à vos besoins.

– Le dîner ne doit pas être trop abondant.

Il n'y a pas d'horaires stricts à respecter. Toutefois, le petit déjeuner doit être pris entre 6 heures et 10 heures, le déjeuner entre 11 heures et 15 heures, le dîner entre 18 heures et 22 h 30. En dehors de ces tranches horaires, il est nécessaire d'adapter le programme à votre rythme.

– Si vous prenez votre petit déjeuner avant 6 heures, prévoyez une collation dans la matinée. En revanche, au-delà de 11 heures, le dimanche par exemple, faites un « brunch » qui vous servira également de déjeuner.

– Un déjeuner pris avant 11 heures doit être suivi d'une collation dans l'après-midi. Après 16 heures, un repas trop copieux, en particulier le dîner, favorise le stockage.

– Servez-vous un petit en-cas en fin de soirée si vous avez pris un repas avant 18 heures. Après 23 heures, mangez très peu pour ne pas vous réveiller affamé au milieu de la nuit.

MANGEZ À LA BONNE HEURE

Petit déjeuner : de 6 h à 10 h.
- Collation dans la matinée si le petit déjeuner est avant 6 h.
- Brunch copieux si le petit déjeuner est après 11 h.

Déjeuner : de 11 h à 15 h.
- Collation dans l'après-midi si le déjeuner est avant 11 h.
- Déjeuner léger s'il est pris après 16 h.

Dîner : de 18 h à 22 h 30.
- Collation en fin de soirée si le dîner est pris avant 18 h.
- Dîner léger au-delà de 23 h.

L'idéal serait de vous laisser guider par la sensation de faim. Malheureusement, elle est trop souvent émoussée, à cause du rythme alimentaire infernal, désordonné, auquel notre corps a été soumis au long des années. Aussi, ne pas avoir faim ne signifie pas que votre organisme n'a pas besoin d'énergie. Les réserves se constitueront de toute façon.

A l'inverse, il n'est pas bon d'avoir trop faim. Cette sensation est le signal de détresse d'un organisme qui souffre. Écoutez ce message et réajustez votre rythme alimentaire.

Adoptez de bonnes habitudes

La qualité de la digestion dépend de la façon de prendre ses repas. En général, les Occidentaux mangent beaucoup trop vite, ne prennent pas le temps d'apprécier vraiment la nourriture. Mangez dans le calme, sans bruit, sans télévision, sans radio, sans lire le journal : les sécrétions digestives et hormonales sont beaucoup moins efficaces lorsque l'esprit est concentré sur autre chose que sur les aliments. Ballonnements et flatulences vous guettent.

Ne mangez pas sur le pouce : ce que les dents ne font pas, l'estomac et les intestins ne le feront pas correctement.

Prenez le temps de vous asseoir à table, confortablement. Mangez avec plaisir et sans culpabilité.

Ne supprimez pas les protéines

Les protéines, acides aminés qui sont des éléments essentiels de la matière vivante, constituent des aliments « plastiques » indispensables au maintien de notre capital « noble », la masse « non grasse » de notre corps. Une ration journalière doit se situer aux alentours de 60 g pour une femme, 80 g pour un homme.

Si les protéines sont absentes ou trop peu présentes dans notre alimentation, la fatigue se fait sentir, la peau peut se flétrir. Le poids peut baisser par simple réduction de la masse musculaire. Les risques de carence sont importants dans les régimes dissociés.

Il reste à bien choisir ses protéines. Celles-ci ne se présentent pas sous forme pure dans notre alimentation. Les protéines d'origine animale sont sensiblement plus grasses que celles d'origine végétale.

LES PROTÉINES D'ORIGINE VÉGÉTALE

Céréales : de 8 à 12 % – blé, riz, avoine, seigle, sarrasin, millet, maïs, épeautre, orge.
Légumineuses : de 20 à 25 % – lentilles, haricots, pois cassés, pois chiches, fèves, soja et dérivés (tofu).
Oléagineux : de 20 à 25 % – noix, noisettes, amandes, arachides.

Les protéines d'origine végétale sont contenues essentiellement dans les légumes secs et le soja. Leur coefficient d'utilisation digestive est un peu moins bon que celui des protéines d'origine animale. Cependant, ces aliments apportent aussi des glucides de bonne qualité et des fibres.

Les protéines d'origine animale sont contenues dans la viande, les œufs, les poissons et le lait.

Aliment symbolique, la viande est assimilée à une source de force, d'énergie et de vitalité. Mais croire que les viandes rouges apportent plus de protéines que les blanches est une erreur. Elles en apportent autant, les seules différences résidant dans la quantité de graisses qu'elles contiennent. Ces dernières, qui donnent l'onctuosité, ne peuvent pas être éliminées en totalité avant la cuisson (pour la teneur en graisse des viandes, consultez les tableaux plus loin).

Hormis le lait, les produits contenant des protéines d'origine animale ne contiennent pas de glucides. Ils apportent des vitamines en quantité variable.

Les poissons représentent une source importante de protéines. Leur avantage est d'être pauvres en graisses. Ils ne doivent donc, pour aucun d'entre eux, être exclus de votre alimentation, à la condition d'être cuisiné avec aussi peu de matière grasse que possible.

LES ÉQUIVALENCES EN PROTÉINES

20 g de protéines pures sont apportés par :
- 100 g de viande (même blanche), 100 g de jambon, 120 g de poisson, 30 g de viande séchée (viande des Grisons...).
- 2 gros œufs.
- 500 ml de lait, 50 g de poudre de lait, 60 g de gruyère, 80 g de camembert, 4 yaourts, 200 g de fromage blanc battu.
- 150 g de riz, 1 kg de pommes de terre, 80 g de légumes secs, 250 g de pain, 50 g de farine entière de soja.

4 – Repérez vos ennemies : les graisses

Nous mangeons trop de graisses. Depuis cinquante ans, la proportion de calories apportées par les graisses dans notre alimentation a progressé jusqu'à atteindre plus de 40 %. Simultanément, le poids moyen augmente de façon régulière dans les pays industrialisés. Tout le monde s'accorde à donner aux graisses une responsabilité prépondérante dans cette évolution.

Notre organisme ne possède aucune « sonnette d'alarme » pour détecter le surplus de nutriments gras. Résultat : plus on en mange, plus on en stocke !

Les graisses apportent beaucoup de calories (la notion de calorie sera abordée plus loin).

Bien entendu, il est facile de repérer les aliments gras que nous connaissons comme tels : beurre, margarine, huile. Mais soyez très attentifs aux graisses cachées, celles qui entrent dans le mode de préparation des aliments, et celles contenues dans les aliments eux-mêmes. Ainsi, la moitié de notre consommation de graisses se fait sous cette forme : sauces, fritures, viandes grasses, certaines charcuteries…

TENEUR EN GRAISSE DES PRINCIPALES CHARCUTERIES

Lard : 70 %; rillettes : 50 %; saucisson : 45 %; merguez : 45 %; pâté : 45 %; boudin : 40 %; chair à saucisse : 40 %; bacon : 35 %; salami : 35 %; jambon cru : 30 %; saucisse de Francfort : 30 %; andouillette : 25 %.

PROPORTION DE LIPIDES CONTENUE DANS DIVERSES VIANDES

Cheval	2 %	Lapin	8 %
Poulet	7 à 10 %	Oie	33 %
- Blanc seul	5 %	Canard	20 %
		Dinde	15 %
Bœuf	12 à 25 %	Veau	10 à 12 %
- Gîte	25 %	- Jarret	12 %
- Côte	20 %	- Longe	12 %
- Entrecôte	15 %	- Épaule	10 %
- Bavette	15 %	- Rôti	10 %
- Onglet	12 %	- Foie	5 %
- Filet	12 %		
Mouton	12 à 30 %	Agneau	20 à 30 %
- Côte	30 %	- Côte	30 %
- Épaule	25 %	- Gigot	20 %
- Filet	20 %		
Porc	25 à 35 %		
- Côte	35 %		
- Palette	25 %		
- Filet	25 %		

– Viandes maigres : la plupart des volailles, lapin (8 %), veau, cheval (5 %), certaines pièces de bœuf (filet).

– Viandes mi-grasses : bœuf, gigot d'agneau, canard.

– Viandes grasses : les autres !

Il faut redoubler de prudence pour certains aliments dits « diététiques », comme les chips « allégées », mais dont les teneurs en graisses restent très fortes. D'une manière générale, ces produits diététiques ne sont pas forcément de bons amis.

Prenez garde aussi aux pâtisseries et viennoiseries qui, malgré leur goût sucré, sont riches en graisses.

Contrairement à certaines idées reçues, l'effet rassasiant des graisses est moins important que celui des féculents. Manger gras ne fait donc pas mieux taire la faim que bien manger selon son profil.

TENEUR EN GRAISSE DES PRINCIPAUX POISSONS

Poissons maigres : (<5 % de lipides) : bar, brochet, cabillaud, colin, daurade, lieu, limande, lotte, merlan, perche, raie, roussette, sole, truite.

Poissons mi-gras : carpe, hareng, maquereau, mulet, rouget, sardine, turbot.

Poissons gras (>10 % de lipides) : anguille, lamproie, murène, saumon, thon.

La teneur en graisse des poissons dépend de son lieu de stockage. Si la graisse est contenue dans le foie, le poisson est maigre. Si la graisse est contenue dans le muscle, le poisson est gras. (NB : les mammifères gardent leur graisse dans leurs tissus sous-cutanés.) Les poissons les plus gras sont, pour la plupart, plus maigres que les viandes les plus maigres.

Réduisez les apports de graisses dans la journée. Une ration de graisses apportant 30 % des calories quotidiennes est suffisante. Ne vous lancez pas dans des calculs complexes, quelques règles de bon sens suffisent.

Réduisez le beurre le matin si vous avez tendance à en consommer beaucoup : 10 g suffisent, soit la valeur de la petite plaquette que l'on trouve dans les hôtels (et dans les supermarchés). Gardez cette même quantité pour la confection des plats du déjeuner et du dîner. Préférez le poisson à la viande blanche, la viande blanche à la viande rouge (voir tableau page précédente).

Nos fromages, spécialités que le monde entier nous envie, sont savoureux, mais parfois trop gras. De préférence, choisissez ceux à moins de 45 % de matières grasses (MG), mais ne vous laissez pas abuser : le pourcentage de matières grasses affiché sur l'étiquette correspond au pourcentage sur poids sec. Ainsi, un fromage affiché à 45 % MG contient 45 % de gras sur l'extrait sec. Sa teneur réelle dépend de son hydratation. Par exemple, le gruyère, peu hydraté, apporte en réalité 30 à 35 % de matière grasse, tandis qu'un fromage blanc battu à 40 % MG, très hydraté, en contient seulement 6 %.

Teneur en graisse des principaux produits laitiers

– Beurre : 80 %	– Fromage blanc à 20 % : 3,5 %
– Crème fraîche : 35 %	– Lait entier : 4 %
– Petits-suisses à 40 % : 10 %	– Lait demi-écrémé : 2 %
– Fjord à 10 % : 10 %	– Lait écrémé : traces
– Fromage blanc à 40 % : 7 %	– Yaourt à 0 % : 0 %
– Yaourt nature : 4 %	– Fromage blanc à 0 % : 0 %.

Teneur en graisse de quelques fromages

– Roquefort : 35 % – Bleu de Bresse : 35 % – Emmenthal : 32 % – Beaufort : 30 % – Comté : 30 % – Gruyère : 30 % – Cantal : 30 %	– Pyrénées : 28 % – Brie : 26 % – Gouda : 25 % – Saint-nectaire : 25 % – Coulommiers : 22 % – Camembert à 45 % : 22 % – Chèvre : 22 %

Les sauces sont souvent riches en graisse. Mais vous pouvez en préparer vous-même à base de fromage blanc battu 20 % MG ou de yaourt auquel vous ajouterez les herbes et condiments de votre choix. Elles peuvent agrémenter les crudités, les pommes de terre, les poissons, les volailles et les viandes.

N'hésitez pas à confectionner votre propre vinaigrette allégée. Celle du commerce est chère et sucrée !

La vinaigrette allégée « maison »

Elle se garde au réfrigérateur dans une bouteille ou un petit pot. Pour la mettre à votre goût, tous les condiments sont possibles, de même que toutes les herbes. Mélanger une cuillère à soupe d'huile (d'olive, maïs, pépin de raisin, tournesol…), une cuillère à soupe de vinaigre (de cidre, vin ou pomme) et deux cuillères à soupe d'eau.

Teneur en graisses des principaux aliments

Graisses visibles	Teneur moyenne	Graisses invisibles
– Huiles de tournesol, maïs, olive, colza, noix, pépin de raisin	100 %	
– Graisse d'oie	100 %	
– Beurre, margarine	80 %	
– Mayonnaise	80 %	
	60 %	– Fruits oléagineux : noix, noisettes, amandes, cacahuètes…
	25 à 50 %	– Charcuterie (cf. tableau)
	30 à 40 %	– Chips
– Crème fraîche	35 %	
	35 %	– Fromage
	30 %	– Chocolat
	10 à 30 %	– Pâtisserie
	20 %	– Avocat
	5 à 20 %	– Viennoiserie
	15 à 20 %	– Frites
	5 à 20 %	– Biscuits
	10 %	– Viande grasse
	10 %	– Œuf
	10 %	– Poisson gras
	5 %	– Viande
	5 %	– Lait entier
	0 %	– Poisson maigre

5 – Halte au grignotage

Prenez garde aux en-cas tels que cacahuètes, gâteaux apéritifs et autres amuse-gueules. Le grignotage prend plusieurs aspects, tous très dangereux pour le poids.

Il peut devenir un mode d'alimentation. Tout le monde sait aujourd'hui que c'est une très mauvaise habitude. Le temps consacré aux repas se réduit comme une peau de chagrin. A l'extrême, vous risquez de ne même plus prendre le temps de vous asseoir à table. Vous mangez sur le pouce, tout au long de la journée. Votre organisme ne le supporte pas, il stocke continuellement des calories.

Le grignotage peut avoir lieu entre les trois repas quotidiens. Là encore, chaque grignotage se retrouvera dans le corps sous forme de graisse.

Un petit truc pour éviter de grignoter consiste à enlever de votre champ de vision tous les aliments que vous aimez : rangez-les dans un placard !

Les collations ne sont nécessaires que dans le cas où vos horaires de repas habituels sont très décalés. Sinon, évitez-les.

LES PETITS « TRUCS » ANTIGRIGNOTAGE

– Ne laissez pas les aliments exposés à la vue.
– N'ayez pas d'aliments cachés dans toutes les pièces.
– Sortez de table sans avoir faim.
– Équilibrez correctement tous vos repas.
– Mangez très lentement.
– Si vous avez faim entre les repas : calibrez vos en-cas.
– Pensez à « programmer » le dîner avant d'arriver à la maison (repas prêt dans le réfrigérateur).
– Buvez régulièrement.
– Vous avez trop faim : allez marcher.
– Occupez-vous les mains (avec autre chose que des aliments !).

6 – HALTE AU POIDS « YO-YO »

Stabiliser son poids demande parfois des efforts réguliers. Tout se passe comme si le cerveau gardait en mémoire un chiffre pondéral donné, qui dépend essentiellement du poids maximum atteint et des fluctuations enregistrées au cours du temps. L'équilibre pondéral ne doit pas être modifié trop vite et trop fort : l'organisme mettrait alors en route des mécanismes de compensation pour profiter de toutes les situations qui lui permettraient de revenir au poids antérieur. Dans le poids « yo-yo », à chaque reprise de poids, la « mémoire pondérale » se fixe plus haut, et il vous est de plus en plus difficile de passer sous un certain seuil.

On sait aujourd'hui qu'un surpoids évoluant sur le mode « yo-yo » est plus dommageable qu'un léger surpoids stable. Il augmente le risque de maladies de cœur, de calculs biliaires, etc.

Le poids « yo-yo »

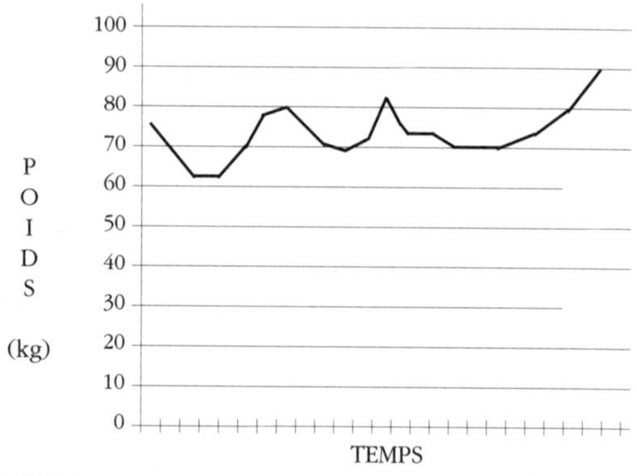

7 – Un verre ça va, trois verres...

Pensez à boire régulièrement, sans vous noyer ! 1 à 1,5 litre par jour suffit. Le choix des boissons dépend de votre profil hormonal.

Pensez aux eaux minérales qui peuvent apporter des micro-nutriments intéressants. A chaque profil correspond plus volontiers un type d'eau.

Buvez plutôt, mais pas exclusivement :

– profil insuline : Contrex, Évian, Badoit ;

– profil leptine : Hépar, Contrex, Badoit, San Pellegrino ;

– profil stress : Évian, Volvic.

PRINCIPALES EAUX MINÉRALES : TENEURS EN MILLIGRAMMES PAR LITRE

Eaux minérales	Calcium	Magnésium	Potassium	Sodium	Bicarbonates
Hépar	555	110	4	14	403
Contrex	486	84	3	9	403
Vittel	202	36	2	4	402
Évian	78	24	1	5	357
Volvic	10	6	6	9	65
Saint-Yorre	11	11	132	1 708	4 368
Vichy-Célestin	90	9	71	1 265	3 245
Badoit	200	100	10	160	1 410
San Pellegrino	208	56	3	44	220
Perrier	147	3	1	9	390

Pour éviter la déshydratation lors des exercices physiques, absorbez environ un demi-litre de liquide deux heures avant la séance de sport.

Boire insuffisamment pendant le sport vous expose au risque de crampes, de tendinites et d'autres maux. Buvez aussi pendant l'effort, systématiquement, et surtout sans attendre la sensation de soif, faussée dans ces situations. Ne dépassez toutefois pas 200 ml de boisson toutes les 15 mn, car la dose excéderait les capacités d'absorption de l'intestin grêle.

La déshydratation, que l'on mesure par rapport à la perte de poids, peut être plus grave si vous n'y prenez pas garde – sans compter qu'elle abaisse les performances musculaires. Une perte de 2 % du poids corporel diminue les performances de 15 à 20 %. On comprend que les diurétiques, pris à tort pour perdre du poids, soient responsables de fatigues intenses.

La déshydratation

Perte de poids	Symptômes
Déshydratation modérée (2 à 5 % de perte).	Peau moite. Palpitations. Nausées.
Coup de chaleur (5 à 10 % de perte).	Peau mouillée, bouche sèche. Céphalées, vertiges. Pouls rapide, gêne respiratoire. Fatigue intense.
Choc circulatoire (10 % et plus de perte).	Peau sèche et chaude. Fièvre. Vomissements, diarrhées. Hallucinations.

Quelques conseils pour bien boire

– Boire environ 1,5 litre d'eau par jour (ne pas dépasser 1 litre d'eau pétillante) ;
– boire par petites quantités, et non par grands verres d'eau ou à la bouteille ;
– éviter de boire 30 mn avant un repas et pendant 1 heure après ;
– augmenter la consommation lors du sport (la perte d'eau peut atteindre 1 litre/heure).

Le vin fait partie de ce que l'on appelle le « paradoxe français » : à taux de cholestérol égal, nous mourons moins de maladies cardio-vasculaires que dans les autres pays industrialisés où la consommation régulière de vin est moins institutionnalisée !

Mais n'en abusons pas. Les boissons alcoolisées sont très caloriques (7 kcal pour un 1 g d'alcool). L'énergie qu'elles apportent sera mise en réserve très vite, surtout celle des vins cuits et autres spiritueux.

Un ou deux verres par jour, d'un bon vin, est l'idéal.

Méfiez-vous des boissons sucrées. Elles sont assimilées très rapidement et directement stockées. Les jus de fruits du commerce sont à éviter, à de rares exceptions près.

Les boissons allégées en sucre, de type soda « light », n'apportent pas de calories et sont utiles pour ceux qui aiment le goût du sucré. Cependant, elles ne sont pas sans conséquence hormonale. L'organisme sécréterait de l'insuline malgré l'absence de sucre, simplement en raison d'un goût semblable. Il peut s'en suivre des réactions de malaise modéré, apparenté à une légère hypoglycémie, ce qui peut vous conduire à manger davantage. Si vous aimez vraiment ces boissons, buvez-en seulement de temps à autre.

Les apéritifs sans alcool peuvent vous aider à garder une vie sociale normale, chez vous ou chez vos amis, à condition d'aimer leur goût. Attention cependant de ne pas boire trop d'apéritifs anisés sans alcool, car ils provoquent de l'hypertension artérielle !

8 – Ne cherchez pas la perfection alimentaire

Mettons fin à la dictature des repas « calibrés » jour après jour… C'est un véritable carcan, lassant et impossible à suivre. En revanche, il n'est pas question d'alterner des jours de diète avec des jours des festins pantagruéliques !

Si, pour des raisons particulières, votre dîner du samedi soir est un peu plus copieux que d'habitude, laissez le temps à votre organisme de résorber cet écart : il lui faudra entre deux et quinze jours. Écoutez alors vos sensations et surveillez la balance. Vous vous sentez encore lourd, l'aiguille fatidique n'indique pas encore de perte de poids? Attendez avant d'inviter des amis à dîner et, surtout, évitez tout nouvel écart pendant cette période.

Si vous commettez un excès alors que le précédent n'est pas encore résorbé, l'organisme se prépare à stocker automatiquement les calories qui seront absorbées. Vous risquez de prendre du poids de plus en plus facilement.

9 – Halte à la dictature des calories

Les aliments peuvent être divisés en deux catégories :

– les aliments énergétiques (sucres et graisses), qui servent à nourrir notre corps, car ils lui apportent l'énergie indispensable à la vie et à l'activité ;

– les aliments plastiques (protéines), qui sont nécessaires au maintien des grandes structures de notre organisme, tels les muscles et os. Ils ne peuvent servir de matière première que dans le cas où ils restent les derniers carburants disponibles.

Le devenir de ces types de macronutriments est donc radicalement différent.

Quand il absorbe des aliments énergétiques, l'organisme a deux possibilités : soit il les utilise directement pour ses besoins immédiats, soit il les stocke pour ses besoins futurs.

Seuls les aliments énergétiques peuvent être conservés sous forme de graisses. Cependant, parmi eux, les sucres (glucides) et les graisses (lipides) ont des pouvoirs caloriques très différents. Les glucides apportent 4 kcal par gramme, tandis que les lipides en libèrent 9, soit plus du double.

Notons aussi que manger fait brûler de l'énergie : c'est l'effet thermogénétique des aliments, c'est-à-dire ce que l'organisme utilise comme quantité d'énergie pour les métaboliser. Cette consommation est la plus forte dans le cas des protéines, puis viennent les glucides et, enfin, les lipides.

En outre, il faut savoir que, plus nous mangeons de sucres, plus leur oxydation (qui permet de les brûler dans l'instant) s'améliore. La fraction qui risque d'être stockée n'augmente donc pas dans la même proportion que la quantité consommée. Il n'en va pas de même pour les graisses. Si la quantité de graisses consommée dépasse la ration habituelle, le surplus, qui ne peut pas être brûlé, est stocké. L'organisme, qui travaille en « apprentissage », a besoin de temps pour augmenter ses dépenses énergétiques et brûler mieux les graisses. Cette adaptation peut demander plusieurs jours.

Par conséquent, consommer une calorie de sucre ou de graisse ne correspond pas au même risque de stockage.

De plus, les calories apportées par les sucres ne déclenchent pas toujours les mêmes réactions hormonales. Tout dépend de leur vitesse d'assimilation. Plus celle-ci est rapide, plus le stockage est stimulé. Une calorie de sucre « lent », comme en contient le riz, par exemple, n'aura pas le même avenir qu'une apportée par un « soft-drink » ou une boisson au cola. Enfin, celles qui sont énergétiques produisent des effets qui varient selon la situation de votre métabolisme : actif ou au repos, en forme ou malade…

N'oublions pas non plus qu'aborder un problème de poids par la méthode du calcul des calories implique le recours obligatoire et incessant à… la balance de ménage ! Il faut peser tous les aliments pour calculer les quantités de calories absorbées, et le faire régulièrement car si vous vous fiez uniquement à votre « œil », les quantités consommées deviennent curieusement bien supérieures à celles qui vous sont autorisées. La dérive ne se fait jamais dans l'autre sens.

Trouvez-vous vraiment amusante l'idée de peser tout ce que vous mangez, et de culpabiliser au moindre écart ?

10 – A vos baskets

Le sport fait-il maigrir ? Oui et non. Il aide à mincir, mais imaginer perdre du poids uniquement grâce à l'activité sportive, surtout si l'on n'est pas sportif « dans l'âme », est illusoire. En revanche, l'activité physique favorise la dépense énergétique, et constitue une thérapie apaisante. Elle augmente en effet l'estime de soi et aide à se sentir mieux dans sa peau.

Bouger pour dépenser de l'énergie

Les dépenses énergétiques habituelles correspondent, pour l'essentiel, au métabolisme de base, c'est-à-dire à ce que le corps utilise au repos, au calme, à température ambiante stable, pour assurer son fonctionnement minimum vital : battements cardiaques et autres activités musculaires involontaires.

Chez un non-sportif, ce minimum représente environ 70 % de la consommation énergétique quotidienne. Il dépend de la génétique et de la masse musculaire. A poids égal, plus la masse musculaire est élevée, plus le métabolisme de base est fort. Vous brûlez naturellement vos calories et résorbez sans crainte vos petits écarts. En clair, si vous faites du sport, vous utilisez des calories même la nuit, en dormant !

Les hormones, surtout, expliquent une place prépondérante de l'intensité du métabolisme de base. Celles produites par la glande thyroïde sont responsables, à elles seules, des trois quarts de ces dépenses obligatoires. Voilà pourquoi un endocrinologue recherchera éventuellement une hypothyroïdie si vous peinez à résoudre un problème de poids.

CALCUL DU MÉTABOLISME DE BASE (MB) ET DES DÉPENSES JOURNALIÈRES

(formule de Harris-Benedict)

Femmes : MB = 65 + [9,6 × poids (en kg)] + [1,7 × taille (en cm)] – [4,7 × âge (années)].

Hommes : MB = 66 + [13,7 × poids (en kg)] + [5 × taille (en cm)] – [6,8 × âge (année)].

Dépense énergétique journalière moyenne : MB × 1,25.

Si vous voulez augmenter vos dépenses énergétiques, alimentez-vous d'abord correctement. Comme nous brûlons de l'énergie pour métaboliser nos aliments, ne mangeons pas n'importe comment. Par exemple, ne réduisons pas à l'excès les protéines : ce sont elles qui demandent le plus d'énergie pour être métabolisées.

Augmentez vos dépenses énergétiques « facultatives » liées à l'exercice physique. Cela vous permettra, grâce à l'entraînement, d'augmenter votre masse musculaire. Vous aurez en retour un métabolisme de base plus actif, capable de brûler davantage sans effort supplémentaire.

On peut donc « bouger » pour brûler ses calories, mais à certaines conditions.

L'exercice physique nécessite en effet d'être suffisamment prolongé, au moins pendant trente minutes, pour que le métabolisme change et que l'organisme commence à consommer des graisses stockées.

ÉLÉMENTS DE LA DÉPENSE ÉNERGÉTIQUE

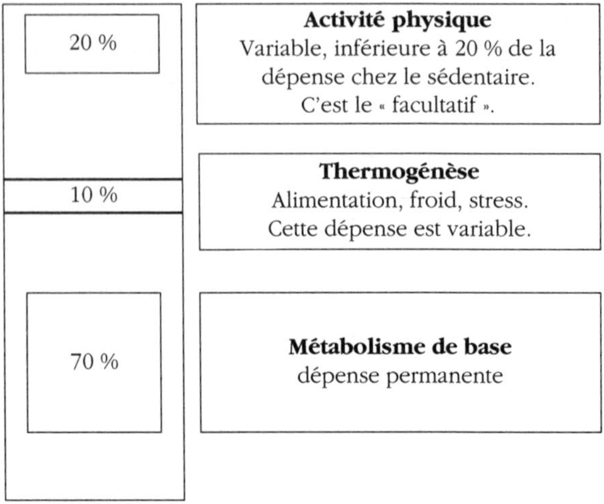

Pour que cet exercice soit « efficace » en terme de dépenses énergétiques, l'effort doit être assez intense. L'intensité est évaluée par rapport à la fréquence cardiaque théorique maximale. Cette dernière est égale à 220 – l'âge. Par exemple, une personne de quarante ans aura une fréquence cardiaque théorique maximale de 180 pulsations par minute (220 – 40) ; une personne de soixante-dix ans aura une fréquence cardiaque théorique maximale de 150 pulsations par minute.

Pour compter vos pulsations, prenez votre pouls au niveau du cou (artères carotides) ou du poignet. Si vous devenez un « accro » du sport, vous pouvez investir dans un cardio-fréquence-mètre. Les modèles les plus récents sont fiables et relativement peu onéreux.

Pour brûler le maximum de graisse, la fréquence cardiaque, pendant l'effort, doit rester proche de 70 % de son maximum théorique. Pour nos deux exemples, elle doit être voisine de 126 pulsations par minute à quarante ans, et de 105 pulsations par minute à soixante-dix ans. Si l'on va au-delà de ses limites, le rythme cardiaque devient trop rapide, et ce n'est plus exclusivement la graisse qui fournit l'énergie nécessaire à l'effort. En effet, les glucides prennent le relais quand l'effort devient trop intense et prolongé. Celui-ci sera alors plus fatigant et moins utile.

Votre organisme brûlera aussi les sucres, plutôt que les graisses, en fonction de son taux d'insuline. Sécrétée après un repas, cette hormone favorise l'emploi des premiers comme source d'énergie. Lors d'exercices importants, sa production est diminuée en raison des sécrétions des glandes surrénales stimulées par l'effort (adrénaline et noradrénaline) : après un repas, prenez donc le temps de digérer avant de débuter votre séance de sport.

Le temps de la digestion

Comptez trois à quatre heures pour un repas habituel.
Comptez deux à trois heures pour un repas léger (pain, jambon, yaourt).
Comptez une à deux heures pour une collation (fruit, lait, boissons toniques).

L'activité sexuelle est une activité physique à part entière. En moyenne, la fréquence cardiaque atteint un niveau proche de 70 % de la fréquence cardiaque maximale théorique au moment de l'orgasme.

Consommation d'énergie

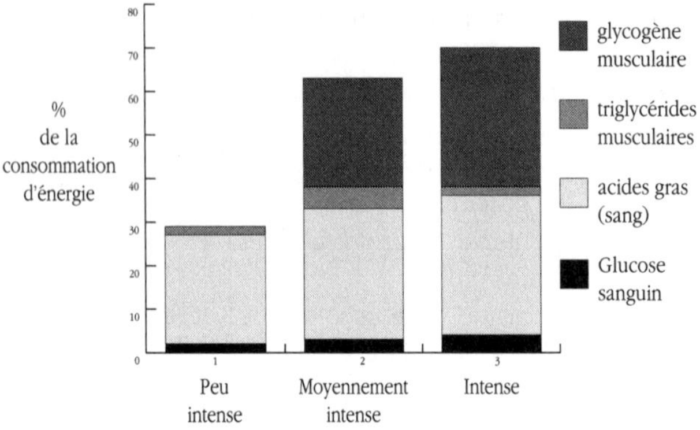

Bouger pour être bien dans ses muscles

En dehors des dépenses énergétiques, l'activité musculaire modifie le métabolisme du muscle. Celui-ci devient plus apte à capter l'énergie extérieure pour sa propre activité. C'est un facteur important de lutte contre l'insulino-résistance. Entraîné, le muscle devient normalement sensible à l'insuline, il capte correctement le glucose et l'équilibre hormonal lié à l'insuline est restauré. Ces modifications correspondent, du point de vue de l'infiniment petit, à des modifications de la structure et du nombre des capillaires sanguins.

Des efforts physiques modérés, comme la marche, suffisent à produire ces modifications circulatoires, bien que nous soyons loin de l'intensité des efforts nécessaires pour brûler beaucoup de calories. Pour brûler 300 calories, il faut une heure d'activité physique moyennement intense (voir tableau « Intensité des exercices physiques »).

La pratique doit être régulière pour conserver son efficacité. Au-delà de soixante-douze heures, tout effet a disparu. Voilà pourquoi trois séances par semaine sont nécessaires pour produire un résultat.

Bouger pour être bien dans sa tête

Le sport apaise. Il provoque une production d'endorphines dans le cerveau. Ces substances calmantes, relaxantes, légèrement euphorisantes, nous font ressentir une « bonne fatigue » après une séance de sport.

L'activité physique est donc un bon moyen de lutte contre la dépression légère. L'amélioration des troubles de l'humeur est proportionnelle à la qualité de l'entraînement.

Il en est de même pour les troubles du sommeil, qui diminuent avec une activité régulière. Préférez alors une séance prolongée à un effort intense, et évitez les exercices trop violents le soir.

Pratiqué avec constance, le sport entraîne des modifications du comportement alimentaire. Nous sommes moins attirés par les aliments gras et lourds, nos habitudes alimentaires se corrigent spontanément.

Il reste à trouver l'activité qui vous convient. Il n'est pas question de vous imposer un sport peu ludique,

INTENSITÉ DES EXERCICES PHYSIQUES

Peu intenses : pétanque, promenade, golf, danse, tir à l'arc, gymnastique d'entretien.

Moyennement intenses : marche rapide, vélo (15 à 20 km), équitation, patinage, ski alpin, brasse, canoë-kayak.

Intenses : jogging (7 à 10 km), badminton, football, squash, tennis, vélo (20 à 30 km), crawl, water-polo.

Très intenses : course (15 km), ski de fond, aviron, aérobic, patinage de vitesse, saut à la corde, vélo (plus de 30 km).

astreignant, que vous abandonnerez au bout de trois mois, six mois, un an… Une occupation physique doit satisfaire le mental, sous peine de voir l'enthousiasme s'émousser rapidement. Elle doit aussi convenir à votre profil hormonal.

Attention, toutefois : l'inactivité, après une longue période, peut avoir ankylosé vos tendons et articulations. Le système cardio-vasculaire n'est plus entraîné. Recommencez à votre rythme et, après quarante-cinq ans, n'hésitez pas à faire un bilan cardiaque.

11 – Détendez-vous

Mincir n'est pas un défi insurmontable, à condition de ne rien brusquer. Si vous devez devenir un obsédé de la balance, un traqueur de calories, un fanatique du « tout sport », vous risquez de rendre rapidement votre existence – et celle des autres – bien difficile. Voyez les choses du bon côté, ne vous stressez pas.

A chacun de trouver son rythme. Si vous estimez que remplir un carnet alimentaire vous aide à mieux vous prendre en charge, faites-le. Il aura le mérite, au jour le jour, de vous permettre de vérifier si vous n'avez pas commis des erreurs simples à corriger, et si certains types de repas se révèlent plus néfastes que d'autres pour votre balance.

Ne croyez pas qu'il soit facile de noter tout ce que l'on mange, d'abord parce que certains petits écarts semblent anodins ; ensuite, parce que c'est se retrouver en face de ce que l'on fait réellement, et non de ce que l'on croyait faire ! La différence est parfois importante. Dans ce cas, ne vous culpabilisez pas, cela ne sert à rien. Revoyez le problème pour y remédier.

Exemple de carnet alimentaire

(Semaine du .... au ....)

	Lundi	Mardi	Mercredi	Jeudi	Vendredi	Samedi	Dimanche
Matin							
Collation							
Midi							
Collation							
Soir							
Collation							

Observations : difficultés particulières, invitations…

12 – Le symbole et l'aliment

Nos envies et nos choix alimentaires ne sont pas exclusivement dictés par la nécessité de combler nos besoins énergétiques. Manger est aussi un acte de désir.

Comme la haute couture, l'alimentation subit, elle aussi, des modes… Les publicitaires le savent et utilisent ces relations inconscientes depuis longtemps pour nous faire acheter des produits. En les consommant, nous serions « investis » des caractères que l'on prête aux aliments.

Nos voisins anglo-saxons nous regardent avec horreur manger des escargots. Mais nous-mêmes aurions-nous réellement envie de déguster des insectes grillés, pourtant source de protéines chez de nombreux peuples ? Les aversions alimentaires trouvent leur source dans les habitudes culturelles. Manger un aliment répugnant c'est, inconsciemment, craindre de devenir répugnant soi-même…

Les phénomènes de mode sont, parfois, plus sournois. Bien qu'il soit en déclin, le mythe américain continue de faire rêver et d'influencer nos habitudes alimentaires. Le géant d'outre-Atlantique nous a envahi avec ses grands espaces, son envie de liberté, ses blue-jeans, mais aussi ses cigarettes, ses boissons soft-drinks, ses fast-food… Or, l'Américain ne mange plus à table, il grignote quand il veut. Résultat : 30 % de la population est obèse. Adopter de telles habitudes nous conduirait à dresser bientôt le même constat. Manger à heure régulière, trois fois par jour, n'est pas une contrainte sociale mais un besoin biologique fondamental.

Ce rythme est justement celui que nous propose notre culture culinaire traditionnelle, préparée à partir d'aliments sains et variés, de nos légumes et nos fromages. Gardons ce patrimoine, enseignons à nos enfants comment se nourrir correctement, apprenons-leur les plaisirs de la table.

Nous gardons souvent une « mémoire » des habitudes culinaires de notre région natale. Ainsi, élevé aux crêpes de Bretagne, aux fromages de Savoie, au cidre de Normandie ou aux boudins du Limousin, nous ne pourrons jamais nous détacher de cette première culture. Est-il nécessaire de le vouloir? Cette attachement au terroir contribue à développer le sens du goût, qu'une alimentation industrielle et homogène fait perdre.

Nous avons tous en tête une liste, plus ou moins juste, d'aliments qui permettent de conserver son poids de forme, et d'autres qui y sont moins favorables. Pourquoi n'allons-nous pas jusqu'au bout? Quels sont les mécanismes qui nous poussent vers des choix parfois peu judicieux? Dans l'esprit de la majorité des gens, il est plus malsain de manger de temps à autre une pizza plutôt qu'un poireau à la vinaigrette. En réalité, le poireau (et sa sauce souvent trop grasse!) est parfois plus dangereux pour le poids.

L'image inconsciente véhiculée par les légumes n'est ni noble, ni virile. La noblesse revient à la viande qui, pourrait-on dire, « se taille la part du lion ». On va maintenant « gagner son bifteck », alors que nos grands-parents allaient « gagner leur pain ».

Le sucre pose un problème tout aussi complexe. La saveur sucrée est la seule reconnue par le bébé à sa naissance. Plus tard, dans l'enfance, les récompenses sont souvent sucrées. Voilà pourquoi, à l'âge adulte, on se réfugie souvent dans la consommation de sucre pour compenser une peine.

13 – Il n'y a pas de traitement miracle

De nombreux médicaments ont été inventés pour nous aider à maigrir. Certains sont actuellement retirés de la vente, tels les coupe-faim ou anorexigènes. Ces substances ont souvent été utilisées dans de mauvaises conditions et ont provoqué des accidents parfois dramatiques. Il faut aussi savoir que :

– les diurétiques ne font pas maigrir, ils font simplement perdre de l'eau. Les réserves se reconstitueront dès l'interruption du traitement ;

– les hormones thyroïdiennes sont aussi inutiles. Elles font perdre des muscles, et entraînent de la fatigue. N'en prenez pas pour maigrir.

Mais certains prescripteurs sont parfois très sournois : ils masquent, sous de prétendues ordonnances homéopathiques, la prescription d'hormones thyroïdiennes et de diurétiques, qu'il faut bien entendu associer à des calmants. Ces ordonnances ne proviennent pas de « vrais » homéopathes, mais d'amaigrisseurs dangereux. Ne vous laissez pas abuser.

Vous avez probablement entendu parler de l'Orlistat, ce médicament censé « brûler les graisses ». En fait, cette médication ralentit l'assimilation des graisses au niveau des intestins. Environ 30 % des graisses consommées sont éliminées, ce qui s'accompagne de diarrhées très inconfortables. Vous pouvez prendre ce remède, très onéreux, seulement si votre indice de masse corporelle atteint ou dépasse 30. N'attendez pas d'en arriver là pour vous prendre en charge !

La seule aide possible réside dans les compléments alimentaires, adaptés à votre profil hormonal[1].

14 – L'homme aussi

L'homme est également concerné par les problèmes de poids. L'image flatteuse de l'embonpoint, du ventre rond qui donnait confiance autrefois dans les « affaires », est désormais révolue.

Pour un homme, perdre du poids procède de la même démarche que pour une femme : si le surpoids ne se concentre pas aux mêmes endroits, les mécanismes restent identiques. Déterminez votre profil hormonal, qui est plus volontiers « insuline - bon mangeur », puis reportez-vous au programme amincissant qui vous correspond.

1. Bientôt, une nouvelle molécule sera commercialisée : son mécanisme d'action consistera à réduire l'envie de sucre. Il est sans doute judicieux d'attendre les premiers résultats !

N'oubliez pas l'activité physique. Si votre musculature est naturellement plus développée que celles des femmes, elle a quand même besoin d'être entretenue et renforcée.

15 – La meilleure façon de cuisiner vos aliments

L'idéal est de faire cuire les aliments à l'étouffée, quand leur nature s'y prête. Le *wok*, ce plat chinois en forme de batée pour chercheur d'or, permet de cuisiner sans graisse et avec très peu de sel.

Choisissez aussi la cuisson à la vapeur qui réduit les pesticides, élimine en partie le gras des aliments, préserve les vitamines et les minéraux. La cuisson en papillote apporte les mêmes avantages, quoique des doutes apparaissent aujourd'hui quant à l'usage de l'aluminium en feuille.

Les viandes gagnent à être grillées, en prenant soin ne pas les carboniser (éliminer si nécessaire les parties noircies). Vous pouvez aussi les bouillir, les cuire à la broche, ou les rôtir (attention à la graisse). Le four traditionnel leur convient, ainsi qu'au poisson.

Prudence avec le four à micro-ondes. S'il réchauffe sans trop de dommage les aliments déjà cuits et très hydratés, l'utiliser pour la cuisson est moins conseillé, en particulier celle des viandes dont les protéines seraient dénaturées.

Oubliez sauces, fritures et autres beignets… La balance n'y résisterait pas.

3

VOUS ÊTES « INSULINE »

Si vous faites partie de la catégorie insuline et si vous êtes bon mangeur, votre prise de poids est liée à une insulino-résistance, anomalie qui entrave l'activité de l'insuline sur les muscles. Pour y remédier, le pancréas augmente sa production d'insuline. Ce surplus va favoriser le stockage des graisses sous la forme de triglycérides (lipogénèse) et bloquer l'utilisation naturelle des graisses de réserve (lipolyse), les empêchant ainsi de libérer leur énergie. Vous prenez donc du poids parce que votre organisme, trop sensible à certains aliments, sécrète de l'insuline en excès, brûlant ses sucres et stockant trop les graisses.

Si vous êtes plutôt un petit mangeur, mais que vous grignotez des sucreries toute la journée, vous grossissez parce que vous fabriquez de l'insuline en permanence. Normalement, le pancréas en produit surtout lors des repas. Si vous mangez sans cesse, il en sécrétera sans cesse. Cette situation peut entraîner des problèmes de santé beaucoup plus graves qu'une simple prise de poids (voir les liens qui unissent insuline, prise de poids et diabète, annexe 2).

Plus les aliments déclenchent de fortes sécrétions d'insuline, plus l'insulino-résistance s'accentue. Cependant, la quantité d'insuline produite par le pancréas

SUCRE ET INSULINE

Le taux de sucre contenu dans notre sang doit rester stable tout au long de la journée. L'organisme en a besoin, notamment pour fournir en permanence au cerveau du glucose, seul carburant accepté par cet organe délicat. Pour maintenir constante sa production de glucose malgré le rythme irrégulier des apports alimentaires dont il bénéficie, le corps doit donc constituer et gérer des réserves énergétiques.

Il est aidé dans cette tâche par le pancréas, dont la fonction est de fabriquer l'insuline nécessaire au métabolisme de tous les sucres, à leur transformation en glucose. Normalement, le pancréas sécrète avec précision les quantités nécessaires pour répondre aux besoins vitaux, les périodes des repas s'accompagnant d'une augmentation des sécrétions, et les périodes de jeûne d'une baisse.

dépend aussi de la nature des sucres absorbés. Tous ne sont pas logés à la même enseigne : certains sont de très puissants déclencheurs de la sécrétion d'insuline, d'autres le sont moins. L'intensité de l'effet est en relation avec la vitesse d'assimilation de l'aliment sucré, à tel point que l'on pourrait presque dire : « Vite assimilé, mal assimilé ». En effet, plus la sécrétion d'insuline est forte, plus elle accentue le mécanisme de stockage des graisses au niveau des cellules graisseuses. Aussi, pour maîtriser votre poids, il vous faut apprendre à reconnaître l'origine des sucres contenus dans l'alimentation. Vous pourrez alors faire facilement le tri entre les douceurs amies de votre ligne et celles qui le sont moins.

LE MÉCANISME DE LA FABRICATION DES GRAISSES PAR L'INSULINE

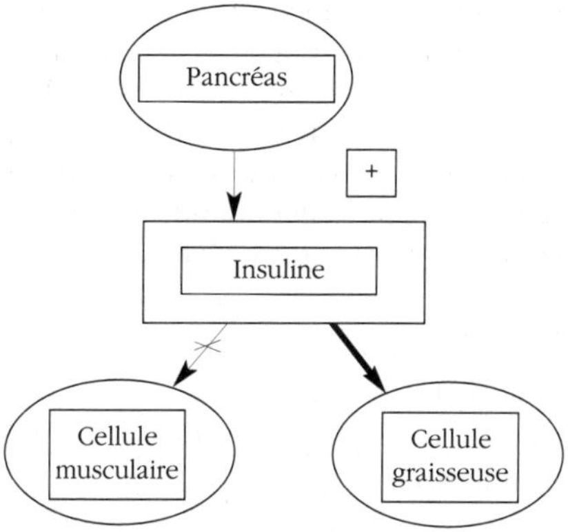

1/ Le pancréas sécrète de l'insuline dont l'activité sur le muscle est réduite.
2/ La « réaction » conduit à augmenter l'action de l'insuline sur la cellule graisseuse.

1 – OÙ SE TROUVENT LES SUCRES ?

Les sucres raffinés

Ils sont issus de végétaux (canne à sucre, betterave). Leur vitesse d'assimilation, appelée « index glycémique », est élevée.

La plus grande partie de notre consommation de sucres raffinés s'effectue de manière invisible. Hormis le sucre en morceaux ou en poudre, ils constituent l'ingrédient majeur de nombreux produits industriels tels que chocolat, sodas, desserts sucrés, confitures. Leur goût peut être masqué par l'abaissement de la température à laquelle ils sont consommés, comme c'est le cas pour les glaces, sorbets et boissons « rafraîchissantes ». On compte l'équivalent de huit morceaux de sucre dans une canette de soda, dont le goût sirupeux apparaît avec évidence dès qu'il tiédit !

Les produits agricoles naturels

Ils apportent des sucres sous une forme plus équilibrée. Cela tient pour l'essentiel à leur assimilation, plus lente.

Les céréales (blés, riz...) et les pommes de terre contiennent de l'amidon (grosse molécule de sucre), des fibres et quelques protéines (moins de 10 %).

Les légumes secs et les plantes légumineuses comprennent les lentilles, pois chiches, pois, fèves, haricots. Ils apportent peu de lipides et leur teneur en protéines est importante, de 20 à 50 % pour la graine crue et de 20 % lorsqu'ils sont cuits.

Qu'ils soient en racines (carotte), en tiges (poireau, blettes) ou en feuilles (épinards, salade), les légumes verts sont peu énergétiques mais riches en eau et en fibres, indispensables par ailleurs.

Les fruits représentent une source importante de glucides. Leur teneur calorique, faible, est d'ailleurs exclusivement apportée par le sucre, car les lipides sont absents. Les fruits apportent des vitamines essentiellement hydrosolubles (A et C), mais contiennent peu de vitamines liposolubles (D en particulier). Ils sont riches en fibres.

Les fruits les plus sucrés contiennent entre 15 et 20 % de glucides (raisin, banane, cerises, figues, litchis), tandis que les moins sucrés en comptent à peine 5 % (fraises, framboises, melon). Mais la plupart ont une teneur glucidique moyenne, comprise entre 8 et 15 % (abricot, ananas, brugnon, cassis, citron, goyave, kakis, kiwis, mandarines, mangue, mûres, orange, papaye, pêche, poire, pomme, prunes).

La proportion des sucres diffère peu d'un fruit à l'autre. Le citron et l'orange, par exemple, offrent pratiquement le même apport en glucide. Leur goût plus ou moins sucré tient à la composition de ces sucres et à la présence éventuelle d'autres constituants plus acides. La maturité du fruit modifie également sa teneur en sucre : plus il est mûr, plus il est riche en sucres.

TABLE D'ÉQUIVALENCES DES FRUITS

Une pomme de 150 g équivaut à :
- 300 g de fraises, framboises, melon, pastèque.
- 200 g de prunes, mandarines, oranges, pamplemousse, abricots.
- 150 g d'ananas, mûres, pêches.
- 130 g de poires, cassis, brugnons.
- 100 g de bananes, cerises, figues, litchis, myrtilles, raisin.

TENEUR EN GLUCIDES DE DIFFÉRENTS ALIMENTS

Produits sucrés	**Fruits**
Sucre en morceaux : 100 %	Fruits secs : 75 %
Confiseries : 80 à 100 %	Confitures : 70 à 75 %
Sucreries, desserts sucrés, pâtisseries : 40 à 60 %	Fruits frais : 5 à 20 %
Jus de fruits industriels : 20 %	**Légumes**
Sodas, limonades : 15 à 20 %	Légumes frais : 2 à 10 %
Féculents	
Biscottes : 75 %	
Pain : 50 %	
Pâtes, riz, semoule, maïs, blé : 25 %	
Légumes secs : 20 %	
Pomme de terre : 20 %	

Contrairement aux idées reçues, consommer le matin des biscottes à la place du pain revient à manger un aliment plus concentré en sucre, car moins hydraté.

2 – CLASSIFICATION DES SUCRES

Il y a sucre et sucre. Bien sûr, certains aliments sont connus pour faire monter fortement la glycémie (taux de sucre dans le sang). Mais, à teneur en sucre identique, deux aliments différents n'entraînent pas obligatoirement la même élévation glycémique (de même qu'ils n'auront pas forcément le même goût sucré). Cette augmentation varie en fonction de la vitesse d'assimilation digestive des nourritures. L'apport en sucre d'un aliment à index glycémique élevé est assimilé rapidement, ce qui provoque en réaction une forte sécrétion d'insuline.

La vitesse d'assimilation d'un aliment sucré ne dépend pas exclusivement de sa composition chimique. Des sucres « simples », formés de sucres élémentaires (oligosaccharides), sont parfois assimilés lentement. A l'inverse, des sucres complexes, formés de grosses molécules d'amidon, peuvent être assimilés rapidement.

Comme nous l'avons dit, plus le sucre est assimilé vite, plus il déclenche de fortes sécrétions d'insuline, et plus il favorise les mécanismes de stockage.

L'index glycémique permet de connaître la vitesse d'assimilation des sucres contenus dans un aliment en la comparant avec celle du glucose, référence dont l'index est arbitrairement fixé à 100[1]. Plus le chiffre de l'index glycémique est élevé, plus le risque de grossir est important pour les personnes au profil insuline.

Cet index est toutefois à considérer avec du recul. Un aliment est rarement « tout sucre ». L'index dépend, bien entendu, de l'aliment considéré, mais aussi du mode de cuisson de celui-ci et de la qualité du repas. Par exemple, mangé seul, le pain sera rapidement assimilé, mais accompagné d'un fruit, il le sera plus lentement.

1. Certaines tables indiquant la composition des aliments, souvent issues des expériences américaines, prennent le pain blanc comme base de calcul. C'est à lui qu'on attribue alors l'index 100.

Index glycémique de quelques aliments
(Certains aliments à index bas sont très caloriques : prudence !)

Cola : 125 Glucose : 100 Purée de pommes de terre : 90 Raisin : 90 Flocons d'avoine : 80 Pain blanc : 70 Miel : 70 Pomme de terre : 70 Biscotte : 70 Jus de fruit : 70 Sucre en morceaux (saccharose) : 70 Carotte fraîche : 65 Betterave : 60 Riz blanc : 55 Fruits secs : 55 Pâtes : 50 Petits pois : 50 Banane : 50	Confiture : 50 Pain complet : 40 Haricots blancs : 40 Riz complet : 40 Boulghour : 40 Pamplemousse : 40 Orange : 40 Pomme : 40 Chocolat au lait : 40 Pâtes complètes : 35 Lait entier : 35 Yaourt : 35 Lentilles : 30 Pois secs : 30 Haricots : 30 Chocolat noir : 30 Légumes verts : 20 Champignons : 15

Il est donc utile de connaître globalement l'index des différents groupes d'aliments, sans pour autant les apprendre par cœur ! De manière schématique, on peut dire que les aliments au goût sucré ont un index élevé, tandis que les autres ont un index bas.

Choisissez de préférence ces derniers (contenant des glucides « lents »). Pour les autres, prudence avant tout !

Les sucreries sont dangereuses pour votre poids, soit parce qu'elles sont riches en sucres assimilés rapidement, soit parce qu'elles sont riches en graisses. Évitez absolument, si vous êtes insuline, celles qui combinent les deux (comme les pâtisseries) car, précisément, votre organisme adore brûler les premiers pour mieux stocker les secondes.

ALIMENTS ET BOISSONS RICHES EN SUCRE, GRAISSE ET ALCOOL

Sucreries riches en sucre : bonbons, caramels, confiseries, confitures, fruits secs (dattes, raisins, abricots...), glaces, sorbets, marrons glacés, miel, sucettes.

Sucreries riches en sucres et graisses : chocolat, biscuits, viennoiseries, dragées, gâteaux secs, pâtisseries, lait concentré sucré.

Boissons riches en sucre : cola, limonades, sodas, jus de fruits du commerce.

Boissons riches en sucre et en alcool : apéritifs sucrés, vins cuits, digestifs sucrés.

3 – MANGEZ DES FIBRES

Notre consommation de pain est passée de 84,3 kg/an en 1965 à moins de 40 kg/an de nos jours. Dans le même temps, la consommation de fruits est restée relativement stable (37 kg contre 34 de nos jours). Malheureusement, celle des légumes verts a baissé, passant de 72 à 54 kg ; tandis que les légumes secs, qui faisaient avec les céréales, le quotidien de nos ancêtres, achevaient leur déclin (de 2,4 kg à 0,8). Conséquence : les fibres alimentaires se sont raréfiées dans notre alimentation. Nous en consommons actuellement environ 15 g par jour, alors qu'il nous en faudrait entre 25 et 40 g, dont 15 g de fibres solubles. Pourtant, leurs effets préventifs et bénéfiques dans certaines pathologies sont clairement établis. Autre avantage : un régime riche en fibres est habituellement moins riche en graisses.

Les fibres insolubles

Non transformées dans le circuit digestif, elles sont insensibles aux enzymes digestives humaines (salivaires, pancréatiques et digestives). Ce sont elles qui augmentent la quantité du bol alimentaire et accélèrent le transit intestinal. Elles sont presque totalement « in-digestibles », ce qui ne signifie pas qu'elles soient indigestes ! Elles ne retiennent que trois à cinq fois leur poids en eau. Elles sont particulièrement présentes dans le son, les légumes verts, les pois cassés... En fait, tous les aliments sont composés en partie de fibres insolubles et en partie de fibres solubles.

Les fibres solubles

Très hydrophiles, ces fibres (pectines, gommes, mucilages et hémicelluloses) retiennent entre vingt et quarante fois leur poids d'eau. Elles offrent l'avantage d'abaisser l'index glycémique des aliments en ralentissant le passage des graisses dans le sang. Elles sont en grande partie dégradées par la flore digestive intestinale.

On les trouve essentiellement dans les légumes, les céréales complètes et le soja.

Les fibres ont plusieurs effets digestifs :

– elles ralentissent la vidange gastrique, la digestion des aliments sucrés et des protides ;

– elles ralentissent l'absorption de macronutriments comme les lipides, de même que celle des glucides et des protides ;

– elles augmentent les pertes fécales, responsables d'une déperdition énergétique modeste mais certaine.

L'ORIGINE DES FIBRES

ALIMENTS	TENEUR TOTALE EN FIBRES (g/100 g frais)
Céréales	
Son	38
Céréales complètes du petit déjeuner	15 à 30
Pain complet	8 à 10
Pain de campagne	5
Pain blanc	2 à 3
Maïs en grains	4
Riz brun	1 à 3
Riz blanc	1
Pâtes	1,5
Légumes « farineux » et féculents	
Pommes de terre	1,5
Pois cassés	18
Haricots secs cuits	9
Lentilles	9
Petits pois cuits	3 à 6
Pois chiches	1
Légumes verts	
Chou	5
Carotte	3
Oignon	3
Poireau cuit	2 à 3
Laitue	1,5
Tomate	1
Épinards	1
Autres	0,5 à 1
Fruits frais	
Pomme	2
Orange	2
Abricot	2
Banane	1,5
Autres	1 à 1,5
Fruits secs	
Figues sèches	9 à 15
Amandes	14
Dattes	6 à 8
Cacahuètes	6 à 8
Noix	6 à 8

RÉCAPITULATION DES PROPRIÉTÉS DES FIBRES

PROPRIÉTÉS CHIMIQUES	**PROPRIÉTÉS PHYSIOLOGIQUES**	**INCONVÉNIENTS** (En cas de non-respect des apports)	**RISQUES EN CAS D'APPORTS INSUFFISANTS**
Pouvoir gélifiant – rétention d'eau – augmentation de volume des selles – viscosité	Régularisent la faim Stimulent la digestion Régularisent le transit Équilibrent la flore		Surpoids – obésité Constipation Polypes digestifs Cancers Diverticulose
Dégradation par la flore intestinale		Flatulences	Troubles de la flore intestinale (inflammationn infections…)
Effet absorbant pour : – les sucres – les graisses – les minéraux – les facteurs carcinogènes – les radicaux libres	Effet tampon sur l'assimilation des sucres Régularisent l'assimilation des graisses et réduisent celle du cholestérol Effet antioxydant	Déminéralisation	Mauvaises tolérances au sucre – diabète Lithiases biliaires

Autre effet des fibres : en ralentissant l'absorption digestive des nutriments, elles retardent la sensation de faim après un repas. C'est l'effet satiétogène, responsable d'une réduction des apports énergétiques d'environ 10 %.

Consommer beaucoup de fibres, c'est régulariser son transit intestinal, d'une part en améliorant la qualité de la flore intestinale, d'autre part en augmentant la rétention d'eau dans les intestins.

Les fibres ont une action préventive contre les cancers du colon (diminution du risque de contact entre l'intestin et les composés cancérigènes) et du sein.

Surtout, en abaissant l'index glycémique des aliments sucrés, elles diminuent l'intensité des productions d'insuline. Elles aident donc les personnes insulino-résistantes à sortir du cercle infernal de la faim persistante. Les fibres, en réduisant votre appétit, vous permettront de mieux régulariser votre rythme alimentaire.

4 – Que pouvez-vous manger ?

Pour les gros mangeurs

Si vous avez un profil insuline parce que vous mangez en grande quantité, supprimez les aliments riches en sucres et ceux riches en graisses. Habituez-vous à cuisiner avec le minimum de matières grasses. Utilisez des « brumisateurs » d'huile : ils comportent un récipient en forme de bouteille que vous remplirez avec votre huile habituelle laquelle, mise sous pression, est pulvérisée sous forme d'un nuage. Ainsi, lors de la cuisson, vous divisez de moitié la quantité de corps gras utilisé.

Certains aliments sont dangereux pour votre poids et d'autres, en revanche, vous sont autorisés.

Aliments déconseillés

Aliments riches en sucre	Bonbons, caramels, confiseries, confitures, fruits secs (dattes, raisins, abricots, figues, pruneaux...), glaces, sorbets, marrons glacés, miel, sucettes, chocolat, biscuits, viennoiseries, dragées, gâteaux secs, pâtisseries, entremets, desserts sucrés du commerce, lait concentré sucré, cola, limonades, sodas, sirops, jus de fruits du commerce, apéritifs sucrés, vins cuits, digestifs sucrés.
Aliments riches en graisse	• Graisses, margarine, huiles, fritures, sauces, mayonnaise, béarnaise. • Charcuterie (lard, rillettes, saucisson, merguez, pâté, boudin, chair à saucisse, bacon, salami, jambon cru, saucisses de Francfort, andouillette).

ALIMENTS RICHES EN GRAISSE	• Viandes grasses (porc, mouton, agneau, oie grasse, canard d'élevage…). • Bouillons de viandes, conserves de viandes et de poissons (sauf poissons au naturel). • Produits laitiers et fromages gras (crème fraîche, fromages à plus de 45 % de matières grasses).

ALIMENTS AUTORISÉS

VIANDES	• **Viandes de boucherie non grasses** : bœuf, veau, cheval, porc maigre (en petite quantité), gigot. • **Le lapin** et **toutes les volailles** (sauf oie grasse et canard d'élevage) : poulet, pintade, dindon, dindonneau, pigeon. • **Tous les gibiers non faisandés** : lapin de garenne, faisan, perdrix, canard sauvage… • **Tous les poissons, coquillages, crustacés** : crabe, crevette, langoustine, langouste, homard…
LÉGUMES	• **Tous les légumes verts frais, surgelés, en conserve** (après rinçage pour enlever l'excédent de sel) : asperge, aubergine, blette, céleri branche, champignon, chou, chou-fleur, choux de Bruxelles, cœur de palmier, concombre, courge, courgette, endives, épinards, fenouil, haricots verts, oseille, poireau, poivron, radis, tomate. • **Les légumes verts à teneur moyenne en glucides** (environ 10 %) : artichaut, betterave rouge, carotte, céleri rave, navet, oignon, petits pois, potiron, salsifis (en évitant de les associer aux farineux et féculents). • **Toutes les crudités**.
FARINEUX ET FÉCULENTS	• **Tous les farineux** : pâtes, riz, pommes de terre, pain, semoule, blé, boulghour, épeautre. • **Tous les féculents** : pois, haricots secs, lentilles, fèves, pois chiches, pois cassés, châtaignes.
LAITAGES	• Les **fromages** à moins de 45 % de matières grasses, le **yaourt nature**, le **lait écrémé et demi-écrémé**.
BOISSONS	• **Thé, café, infusions.** • **Eaux minérales** (Contrex, Évian, Badoit et autres)

Pour les grignoteurs de sucreries

Si vous avez un profil insuline parce que vous grignotez des sucreries dans la journée, essayez de réduire votre consommation, jusqu'à les supprimer, si possible. Pour cela, mangez des féculents et des plats farineux, riches en amidon, à tous les repas. Si vous « craquez », grignotez au moins des aliments peu insulino-sécréteurs : yaourt, fruit, tranche de pain.

VOTRE PROGRAMME AMINCISSANT

LES QUANTITÉS : RÈGLES DE BASE

Les quantités sont données à titre indicatif. Il est impossible de tout peser chaque fois, surtout lorsque vous déjeunez ou dînez à l'extérieur

Pour vous simplifier la tâche, souvenez-vous que :
– 5 g de beurre correspondent à une « noix » ou une cuillère à café ;
– 1/4 de baguette représente environ 50 g de pain ;
– 30 g de céréales = 1/4 de bol, 45 g = 1/2 bol ;
– 100 g de légumes verts cuits forment une petite portion ;
– 100 g de féculents cuits sont obtenus avec deux pommes de terre moyennes, ou quatre à six cuillères à soupe de riz, de pâtes ou de légumes secs. Ils peuvent être exceptionnellement remplacés par 50 g de pain à midi (soit un petit pain individuel) ;
– 100 g de viande représentent l'équivalent, en volume, d'une petite plaquette de beurre ;
– 40 g de fromage c'est, toujours en volume, 1/6 de camembert ;
Simplifiez-vous la vie, en particulier avec le poids des aliments. Ne devenez pas esclave d'une balance de ménage !

1re SEMAINE

DIÉTÉTIQUE

Matin

• Une boisson sans sucre : thé, café, tisane, infusion, eau…

• Pain (20 g de baguette ou pain complet), ou 1/4 de bol de céréales (flocons d'avoine, muesli non sucré, pétales de maïs complets).

• Un laitage : un bol de lait 1/2 écrémé, ou un yaourt nature, ou 100 g de fromage blanc battu (20 %), ou deux petits-suisses (30 %), ou un fruit entier de saison, sauf banane, cerises, figue, litchis, myrtilles, raisin (pas de jus de fruit).

• 5 g de beurre ou margarine.

Midi

• Une assiette de crudités ou de légumes verts cuits (150 g).

• Un poisson maigre ou un blanc de volaille (100 g).

• Une petite assiette de féculents (100 g cuits).

• Un laitage, éventuellement (un yaourt nature ou un fromage blanc battu ou deux petits-suisses).

• Un fruit de saison (sauf banane, cerises, figues, litchis, myrtilles, raisin).

• 5 g de beurre ou 1/2 cuillère à soupe d'huile, ou 1/2 cuillère à soupe de vinaigrette, ou une cuillère à soupe de vinaigrette allégée « maison ».

Soir

• Un potage « maison » ou une salade, ou une petite assiette de crudités (100 g) ou de légumes verts cuits (80 à 100 g).

• 100 g de féculents cuits ou 50 g de pain (un petit pain individuel).

• Un poisson maigre ou un œuf de 60 g (dur, coque), ou un blanc de volaille (80 à 100 g).

• Un laitage nature, éventuellement.

• Un fruit (sauf banane, cerises, figues, litchis, myrtilles, raisin).

• 5 g de beurre ou 1/2 cuillère à soupe d'huile, ou 1/2 cuillère à soupe de vinaigrette, ou une cuillère à soupe de vinaigrette allégée « maison ».

Si vous avez faim dans la journée : prenez un laitage nature, ou une tranche de pain complet avec 20 g de fromage maigre.

Pensez à boire de l'eau. Ne consommez aucune boisson alcoolisée dans la semaine. Ne buvez pas de café ou de thé en dehors du petit déjeuner.

Sport

Peut-être vous sentez-vous peu fait, par nature, pour les exploits athlétiques ? Rassurez-vous, le sport est très utile, mais pas indispensable. Vous maigrirez sans en faire si vous suivez attentivement les programmes alimentaires.

Toutefois, la pratique régulière d'une activité physique, même aussi peu intense que la marche, vous permettra d'atteindre plus rapidement vos objectifs. En outre, vous maintiendrez plus aisément votre poids futur, les petits écarts seront résorbés instantanément ; même pendant la nuit, vous brûlerez vos excédents.

Faire du sport, c'est aussi se sentir mieux autant dans sa tête que dans son corps.

Les programmes sont conçus pour vous, selon vos capacités. Cependant n'oubliez pas de vérifier le bon fonctionnement de votre système cardio-vasculaire si vous êtes sédentaire.

Vous n'êtes pas sportif

5 mn de marche, d'un bon pas, trois fois par jour, trois jours par semaine. (Couvrez-vous en hiver !)

Vous êtes un peu sportif

Trois séances par semaine de 15 mn d'un sport de votre choix : marche rapide, vélo (5 à 7 km), ou une séance de 30 mn de natation (brasse) et 20 mn dans la semaine de marche ou de vélo.

2e SEMAINE

Diététique

Matin

• Une boisson sans sucre : thé, café, tisane, infusion, eau...

• Pain (1/4 de baguette ou pain complet), ou 1/2 bol de céréales (flocons d'avoine, muesli non sucré, pétales de maïs complets).

• Un laitage : un bol de lait 1/2 écrémé, ou un yaourt nature, ou 100 g de fromage blanc battu (20 % MG), ou deux petits-suisses (30 %).

• Un fruit de saison, sauf banane, cerises, figues, litchis, myrtilles, raisin (pas de jus de fruit).

• 5 g de beurre ou de margarine.

Midi

• Une assiette de crudités ou de légumes verts cuits (200 g).

• 120 à 150 g de poisson, ou de volaille, ou de viande blanche, ou 100 g de viande rouge (trois fois par semaine maximum).

• Une petite assiette de féculents (120 g cuits).

• Un laitage, éventuellement (yaourt nature, fromage blanc battu, deux petits-suisses).

• Un fruit de saison (sauf banane, cerises, figue, litchis, myrtilles, raisin).

• 5 g de beurre ou 1/2 cuillère à soupe d'huile, ou 1/2 cuillère à soupe de vinaigrette, ou une cuillère à soupe de vinaigrette allégée « maison ».

Soir

• Un potage « maison » ou une salade, ou une petite assiette de crudités (150 g) ou de légumes verts cuits (100 g).

• 120 g de féculents (ou deux tranches de pain complet).

• Un poisson ou deux œufs, ou un blanc de volaille (100 g), ou des protéines d'origine végétale.

• Un laitage nature, éventuellement.

• Un fruit (sauf banane, cerises, figues, litchis, myrtilles, raisin).

• 5 g de beurre ou 1/2 cuillère à soupe d'huile, ou 1/2 cuillère à soupe de vinaigrette, ou une cuillère à soupe de vinaigrette allégée « maison ».

Si vous avez faim dans la journée : prenez un laitage nature, ou une tranche de pain complet avec 20 g de fromage maigre.

Pensez à boire régulièrement. Ne consommez aucune boisson alcoolisée. Si vous le souhaitez, vous pouvez boire un café ou un thé après le repas de midi.

Sport

Vous n'êtes pas sportif

10 mn de marche rapide, trois fois par jour, trois jours par semaine. Alternez avec un peu de jogging (pensez à utiliser de bonnes chaussures pour protéger vos pieds, vos articulations des jambes et votre dos). Remplacez, si vous le souhaitez, une séance de marche rapide par 20 mn de natation (brasse).

Vous êtes sportif

Trois séances de 30 mn d'un sport de votre choix : jogging lent, natation (crawl et brasse), vélo (10 à 15 km) plus une heure de marche le week-end.

3e SEMAINE

Diététique

Matin

- Une boisson sans sucre : thé, café, tisane, infusion, eau…
- Pain (1/4 de baguette ou pain complet), ou 1/2 bol de céréales (flocons d'avoine, muesli non sucré, pétales de maïs complets).
- Un laitage : un bol de lait 1/2 écrémé, ou un yaourt nature, ou du fromage blanc battu 20 % MG, ou un fromage < 45 %.
- Un fruit de saison (pas de jus de fruit).
- 5 g de beurre ou de margarine.

Midi

- Une assiette de crudités ou de légumes verts cuits (200 g).
- Un poisson, ou 120 à 150 g de volaille ou de viande blanche, ou 100 g de viande rouge.
- Une petite assiette de féculents (120 g cuits) ou trois petites tranches de pain.
- Un laitage (yaourt nature, fromage blanc battu, deux petits-suisses) ou 40 g de fromage < 45 % MG.
- Un fruit de saison.
- 5 g de beurre ou 1/2 cuillère à soupe d'huile, ou une cuillère à soupe de vinaigrette, ou une cuillère à soupe de vinaigrette allégée « maison ».

Soir

• Un potage maison ou une salade, ou une petite assiette de crudités (150 g) ou de légumes verts cuits (100 g).

• Une petite portion de féculents (120 g) ou deux petites tranches de pain.

• Un poisson ou un œuf, ou 100 g de blanc de volaille, de viande blanche, ou des protéines d'origine végétale.

• Un laitage nature ou du fromage, éventuellement.

• Un fruit (sauf banane, cerises, figues, litchis, myrtilles, raisin).

• 5 g de beurre ou 1/2 cuillère à soupe d'huile, ou 1/2 cuillère à soupe de vinaigrette, ou une cuillère à soupe de vinaigrette allégée « maison ».

Si vous avez faim dans la journée : prenez un laitage nature, ou une tranche de pain complet avec 20 g de fromage maigre.

Pensez à boire de l'eau. Vous pouvez boire un verre de vin trois fois pendant la semaine. Ne dépassez pas trois cafés ou trois thés dans la journée.

Sport

Vous n'êtes pas sportif

20 mn de marche rapide, deux à trois fois par jour, trois jours par semaine.

Vous êtes sportif

Trois séances de 30 mn d'un sport de votre choix : jogging lent, natation (crawl et brasse), vélo (10 à 15 km) plus deux heures de marche le week-end.

4e SEMAINE
Diététique

Matin

• Une boisson sans sucre : thé, café, tisane, infusion, eau...

• Pain (1/4 de baguette ou pain complet), ou un bol de céréales (flocons d'avoine, muesli non sucré, pétales de maïs complets).

• Un bol de lait 1/2 écrémé ou un yaourt nature, ou du fromage blanc battu 20 %, ou 30 g de fromage < 45 % de MG.

• Un blanc de volaille ou une tranche de jambon maigre, éventuellement.

• Un fruit de saison (ou un de jus de fruit « maison » si vous avez atteint vos objectifs).

Midi

• Une assiette de crudité ou de légumes verts cuits (200 g).

• 150 g de poisson ou de volaille, ou de viande blanche, ou 120 g de viande rouge.

• Une petite assiette de féculents (120 g cuits) ou trois petites tranches de pain complet.

• Un laitage (yaourt nature, fromage blanc battu, deux petits-suisses) ou 40 g de fromage < 45 % MG (ou plus si vous avez atteint vos objectifs).

• Un fruit de saison (ou un dessert peu sucré si vous avez atteint vos objectifs : compote, tarte aux fruits, salade de fruits « maison »).

• 5 g de beurre ou 1/2 cuillère à soupe d'huile, ou 1/2 cuillère à soupe de vinaigrette, ou une cuillère à soupe de vinaigrette allégée « maison ».

• Un verre de vin, éventuellement.

Soir

- Un potage « maison » ou une salade, ou une petite assiette de crudités (150 g) ou de légumes verts cuits (100 g).
- 120 g de féculents ou deux petites tranches de pain.
- Un poisson ou un œuf, ou 100 g de blanc de volaille ou de viande blanche, ou des protéines d'origine végétale.
- Un laitage (yaourt nature, fromage blanc battu, deux petits-suisses) ou du fromage.
- Un fruit.
- 5 g de beurre ou 1/2 cuillère à soupe d'huile, ou 1/2 cuillère à soupe de vinaigrette, ou une cuillère à soupe de vinaigrette allégée « maison ».
- Un verre de vin, éventuellement.

Si vous avez faim dans la journée : prenez un laitage nature ou un fruit entier, ou une tranche de pain complet avec 20 g de fromage maigre. Revoyez à la hausse les rations du matin ou du midi, vous ne devriez plus avoir faim en dehors des repas !

Ne dépassez pas trois cafés ou trois thés dans la journée.

Sport

Vous n'êtes pas sportif

20 à 30 mn de marche rapide, deux à trois fois par jour, trois jours par semaine. Vous pouvez remplacer une journée « marche » par 30 mn de natation ou 30 mn de gymnastique en salle.

Vous êtes sportif

Trois séances de 30 mn d'un sport de votre choix : jogging lent, natation (crawl et brasse), vélo (10 à

20 km) plus deux heures de marche ou de jogging le week-end.

COMPLÉMENTS NUTRITIONNELS
(SELON LES BESOINS)

Au cours de votre programme, les compléments alimentaires diminueront la sensation de faim et aideront votre organisme à mieux rééquilibrer son métabolisme.

Différents produits sont à votre disposition.

Les gommes

Ce sont des mucilages végétaux, que l'on trouve sous forme de poudre, gélules ou granulés. Absorbées avec de l'eau, elles gonflent dans l'estomac et prennent la place des aliments. Elles apaisent efficacement la faim. Autre rôle : elles aident au transit intestinal, souvent ralenti lorsque l'on mange moins. Troisième avantage : « tapissant » la paroi de l'intestin, elles ralentissent la pénétration des sucres dans le sang par simple effet mécanique.

On conseille d'en prendre deux fois par jour, à raison de 500 mg à chaque fois, et une demi-heure à une heure avant les repas.

Le chrome

Cet oligo-élément régule le taux de sucre dans le sang pendant vingt-quatre heures. En réalité, il est indispensable au métabolisme des glucides, il réduit le taux de cholestérol et protège les artères. Dans l'alimentation, on le trouve surtout dans les céréales complètes, le thym et les viandes. Pour être sûr d'en absorber suffisamment, on conseille la prise d'un comprimé de 200 microgrammes (µg) chaque matin.

Le Gymnema sylvestris

Cette plante d'Inde est également un glucostat, c'est-à-dire qu'elle régule le taux de glucose sanguin. En outre, elle améliore le fonctionnement des cellules bêta, situées dans le pancréas, qui produisent de l'insuline. C'est la seule substance connue à ce jour qui exerce une telle action régénératrice. On conseille une prise de 300 milligrammes (mg) par jour.

Un conseil : vous pouvez demander à votre pharmacien de préparer des gélules contenant chacune 200 µg de chrome et 300 mg de *Gymnema*. Ce mélange particulièrement efficace vous permettra de faire disparaître vos « fringales » de 11 h et de 17 h, dues à des « hypoglycémies ». Par ailleurs, il augmente la sensibilité de l'organisme à l'insuline : cela signifie que vous aurez besoin de fabriquer moins d'insuline pour un même résultat.

Le zinc/nickel/cobalt

Le zinc intervient dans de nombreux métabolismes, en particulier celui des glucides et régularise l'appétit. On peut le retrouver dans la viande, les poissons, les fruits de mer (particulièrement les huîtres). Les céréales complètes, les légumes secs et les oléagineux en contiennent, mais il est moins bien absorbé que lorsqu'il est d'origine animale.

Le nickel aurait un rôle important sur le pancréas et la qualité de l'insuline sécrétée. On peut l'acheter en ampoules quand on le prend comme complément alimentaire.

Le cobalt intervient, comme le nickel, sur les mécanismes de l'appétit.

Le Nopal

Ce cactus du désert réduit l'assimilation des graisses lors de l'alimentation. Il agit selon le même principe que le chitosan (carapace des crustacés), c'est-à-dire qu'il se lie aux graisses pour les entraîner avec lui dans les selles. Cette capacité à les piéger est connue depuis plus de deux cents ans. Mais de récentes études montrent que le Nopal y associe d'autres actions : il régule, comme le chrome, le taux de sucre dans le sang, améliore le transit ainsi que certains paramètres biologiques (excès de cholestérol, de triglycérides, etc.). Ce complément alimentaire est à utiliser ponctuellement, juste avant un repas que vous prévoyez riche en graisses (fêtes, restaurant...). Vous ne devez pas le prendre de manière continue, en imaginant qu'il remplace une hygiène alimentaire correcte ! La dose quotidienne conseillée peut varier de 1 à 5 g, selon le repas en question, mais il est déjà efficace à 500 mg par prise (soit deux gélules de 250 mg).

Le Garcinia cambodgia

Inhibiteur de la lipogénèse (formation des graisses), il favorise la transformation des sucres en glycogène musculaire plutôt qu'en graisses de réserve. On conseille la prise de gélules de 300 mg, trois fois par jour.

LA DIÉTÉTIQUE APRÈS LE RÉGIME

Elle est basée sur le régime de la 4e semaine. Si vous faites un repas plus copieux, revenez aux menus de la 3e semaine pendant deux jours.

Le matin, une fois par semaine, vous pouvez remplacer le pain par une viennoiserie. Si vos objectifs sont atteints et que votre poids est stable, vous pouvez même ajouter une cuillère à café de confiture sur vos tartines. Si vous avez très faim le matin (vous êtes alors en bonne voie !), mangez plus de pain ou de céréales et associez un laitage (yaourt, fromage blanc battu, petits-suisses) à 40 g de fromage (à moins de 45 % MG).

Si vous avez faim à midi, ajoutez deux tranches de pain à la ration de féculent. Un dessert plus « sucré » est possible une à deux fois par semaine, à condition qu'il ne se traduise pas par un gain de poids !

Pour le repas du soir, restez très « prudent » le plus longtemps possible. Si vous avez prévu un repas plus abondant, reportez-vous au chapitre « Les situations particulières ».

LE SPORT APRÈS LE RÉGIME

L'exercice physique est fondé sur le rythme de la 4e semaine (le plus étant le mieux). Pendant l'exercice, à partir de la 4e semaine, vous pouvez consommer des barres de céréales et des boissons sucrées. Les sucres seront brûlés pendant l'effort et ne seront pas stockés.

5 – Combien de kilos aurez-vous perdus après ce programme ?

Selon votre poids de départ et les réactions hormonales de votre organisme, vous aurez perdu entre 4 et 8 kilos. Si, à l'issue du programme, vous souhaitez encore maigrir, recommencez à la première semaine.

Cette méthode est applicable pour chaque période « critique » de l'année (avant les vacances, après les fêtes, pour perdre les kilos de l'hiver, ou pour débuter la rentrée en pleine forme).

Si vous faites du sport, vous serez plus détendu, votre masse musculaire sera raffermie ; votre métabolisme de base, plus actif, vous permettra de résorber sans dommage les petits excès.

Ne vous pesez surtout pas tous les jours. Une fois par semaine est un bon rythme. En phase de stabilisation, continuez la pesée hebdomadaire. Par la suite, une vérification par mois est indispensable. La mesure par le « vêtement étalon » est souvent bien insuffisante : elle est imprécise et, surtout, elle prévient plus tard que la balance.

Si vous constatez que votre poids progresse de 1 à 2 kilos à la faveur de repas plus copieux, faites rapidement machine arrière. Vous risqueriez de laisser votre organisme reprendre seul le contrôle de votre poids. N'oubliez pas que votre profil insuline le prédispose à stocker les graisses, une habitude qu'il gardera parfois très longtemps.

LES MENUS « INSULINE »

« Insuline » : semaine 1 du menu été

	Lundi	Mardi	Mercredi	Jeudi	Vendredi	Samedi	Dimanche
Petit déjeuner	Votre boisson*, pain beurré, yaourt nature, fraises	Votre boisson*, céréales au lait, kiwi	Votre boisson*, pain complet, beurre, yaourt, orange	Votre boisson*, pain beurré, petits-suisses, marmelade de rhubarbe	Votre boisson*, céréales au lait, melon	Votre boisson*, pain beurré, faisselle allégée, framboises	Votre boisson*, pain beurré, fromage blanc battu nature, pêche
Déjeuner	Asperges, poulet, ratatouille, riz, yaourt, fruits rouges	Carottes râpées au citron, escalope de dinde, pommes de terre, pêche	Filet de truite en papillote, choux, riz, nectarine	Poulet grillé, pâtes fraîches, aubergines au four, yaourt aux fruits rouges	Champignons vinaigrette, bar grillé, pommes vapeur, pêche	Jambon de poulet, riz, salade verte, fromage blanc battu, salade de fruits « maison »	Darnes de colin au four, pommes de terre en robe des champs, yaourt, poire pochée
Dîner	Omelette aux fines herbes, haricots blancs en salade, laitue, brugnons	Poulet au citron, champignons de Paris, yaourt, pêche, pain	Salade composée (salade verte, blanc de volaille, melon, lentilles), fromage blanc	Tomates à la provençale, filets de poissons fumés, framboises	Œufs coque, haricots verts, pain, yaourt avec des fruits rouges	Poulet rôti, tomates au four, nectarines, yaourt nature, pain	Salade composée (maïs, haricots verts, champignons jambon blanc), pain

* Chaude ou froide, sans sucre. Café, thé nature ou aromatisé, tisane, infusion, eau…, n'hésitez pas à varier selon vos goûts.

« Insuline » : semaine 1 du menu hiver

	Lundi	Mardi	Mercredi	Jeudi	Vendredi	Samedi	Dimanche
Petit déjeuner	Votre boisson*, céréales au lait, kiwi	Votre boisson*, pain complet beurre, orange	Votre boisson*, pain complet, beurre, yaourt	Votre boisson*, céréales, lait, marmelade de rhubarbe	Votre boisson*, pain beurré, melon	Votre boisson*, céréales, lait, ananas	Votre boisson*, pain beurré, fromage blanc battu nature
Déjeuner	Pigeon en cocotte, purée de pois chiches, endives, clémentines	Tagliatelles au cerfeuil, œufs, haricots verts, fromage blanc, salade de fruits	Pintade braisée au chou, flageolets, clémentines	Steak au poivre rose, salade, riz, ananas	Concombres, filet de sole, pommes vapeur, fromage blanc battu, poire	Escalope de dinde aux champignons, pâtes, pamplemousse	Poulet au four, marrons, aubergine au four, yaourt, mangue
Dîner	Velouté de cresson, carrelet au four, pain, kaki	Œufs coque, bettes à la Béchamel, pomme au four	Lapin en papillote, coquillettes, courgettes au four, poire	Tomates à la provençale, filets de poisson fumés, pain, yaourt, kiwi	Canette aux navets, pain, fromage blanc battu, papaye	Œufs brouillés, pain, salade verte, yaourt, salade de fruits	Sole au four, pommes de terre vapeur, haricots verts, compote

* Chaude ou froide, sans sucre. Café, thé nature ou aromatisé, tisane, infusion, eau…, n'hésitez pas à varier selon vos goûts.

« Insuline » : semaine 2 du menu été

	Lundi	Mardi	Mercredi	Jeudi	Vendredi	Samedi	Dimanche
Petit déjeuner	Votre boisson*, céréales, lait, framboises	Votre boisson*, pain beurré, petits-suisses, fraises	Votre boisson*, pain complet beurré, yaourt, framboises	Votre boisson*, pain grillé, beurre, faisselle allégée, fruits rouges	Votre boisson*, céréales, lait, prunes	Votre boisson*, pain beurré, fromage blanc battu, abricot	Votre boisson*, céréales, lait, kiwi
Déjeuner	Carottes râpées au citron, escalope de poulet, pommes de terre en robe des champs, melon	Rôti de bœuf, tagliatelles, courgettes au four, gratin de fruits rouges	Tranches de colin en papillote, chou-fleur en Béchamel légère, abricots	Concombre, poulet grillé, riz au lait de coco	Petits rougets en papillote à la tomate, riz, yaourt, fraises	Lapin à la moutarde, pâtes, aubergine, fromage blanc, nectarine	Filet de bœuf, pommes de terre au four, champignons, pastèque
Dîner	Tomates et riz en salade, œufs, fromage blanc battu, prunes	Asperges vinaigrette, raie au citron, pain, yaourt, soupe de fruits rouges	Radis croque-au-sel, pâtes à la tomate, poulet froid, pêche	Aubergines en ratatouille, colin au court bouillon, riz, petits-suisses, abricots	Salade verte, blanc de dinde, pain, fromage blanc aux herbes, ananas	Salade composée (lentilles, salade verte, chou-fleur), yaourt, cerises	Concombre au yaourt et à l'ail, pain, blanc de dinde rôti, melon

* Chaude ou froide, sans sucre. Café, thé nature ou aromatisé, tisane, infusion, eau…, n'hésitez pas à varier selon vos goûts.

« Insuline » : semaine 2 du menu hiver

	Lundi	Mardi	Mercredi	Jeudi	Vendredi	Samedi	Dimanche
Petit déjeuner	Votre boisson*, pain complet beurré, yaourt, pomme	Votre boisson*, pain beurré, faisselle allégée, compote	Votre boisson*, céréales, lait, clémentines	Votre boisson*, pain beurré, petits-suisses, poire	Votre boisson*, toast beurré, yaourt, pamplemousse	Votre boisson*, céréales, lait, kiwi	Votre boisson*, pain beurré, yaourt, pomme
Déjeuner	Concombre vinaigrette, rôti de dindonneau, pâtes, orange	Steak à l'échalote, jardinière de légumes, riz, poire	Betteraves, mâche et haricots blancs en salade, darne de colin, fromage blanc battu, kiwi	Escalope de dinde, poêlée de légumes, pommes de terre, yaourt, mandarines	Filets de cabillaud, bettes à la tomate, pâtes, faisselle allégée, pomme cuite à la cannelle	Truite au four, brocolis, purée de pommes de terre, yaourt, ananas	Darnes de saumon et pommes vapeur, salade, faisselle allégée, poire pochée
Dîner	Soupe de céleri, filets de sole, pain, fromage blanc battu, compote de poires	Omelette aux croûtons, fromage blanc, compote maison	Ratatouille, lentilles, faisselle allégée, orange	Potage de légumes (poireaux et pommes de terre), œufs coque, pomme au four	Purée de pommes de terre et pois cassés, salade, kaki	Soupe à l'oignon et ses croûtons, fromage blanc battu, salade de fruits	Potage de légumes, poireaux au jambon, pain, petits-suisses, compote

* Chaude ou froide, sans sucre. Café, thé nature ou aromatisé, tisane, infusion, eau…, n'hésitez pas à varier selon vos goûts.

« Insuline » : semaine 3 du menu été

	Lundi	Mardi	Mercredi	Jeudi	Vendredi	Samedi	Dimanche
Petit déjeuner	Votre boisson*, céréales, lait, cerises	Votre boisson*, semoule au lait, fraises	Votre boisson*, pain complet beurré, yaourt, pêche	Votre boisson*, céréales, lait, melon	Votre boisson*, toast beurré, petits-suisses, kiwi	Votre boisson*, pain beurré, faisselle allégée, fruits rouges	Votre boisson*, céréales, fromage blanc battu, abricots
Déjeuner	Salade de tomates à la mozzarella, riz, steak tartare, gratin de pêches	Concombre et poireaux en salade, darne de saumon, pain, fromage, brugnon	Asperges, brochette de volailles, pâtes fraîches, fromage, kiwi	Tomates, lentilles et cœur de palmier en salade, rôti de veau, yaourt, pastèque	Terrine de poisson, salade, pommes de terre, fromage blanc battu, prunes	Champignons, côtes de porc, haricots verts, pain, fromage, fraises	Salade verte aux pétoncles, gigot d'agneau, flageolets, faisselle allégée, nectarine
Dîner	Salade verte, poivrons farcis, pain, fromage blanc battu, prunes	Salade d'épinards frais, ratatouille, poulet, fruits rouges gratinés	Salade de carottes râpées, chou-fleur, yaourt, tarte aux fruits	Salade de fèves fraîches aux moules, fromage, abricots	Escalope de dinde aux échalotes, pâtes fraîches au fromage, melon	Thon mariné à la menthe fraîche, pommes de terre, petits-suisses au coulis de framboises	Gratin de courgettes au pain d'ail, jambon, fraises

* Chaude ou froide, sans sucre. Café, thé nature ou aromatisé, tisane, infusion, eau…, n'hésitez pas à varier selon vos goûts.

« Insuline » : semaine 3 du menu hiver

	Lundi	Mardi	Mercredi	Jeudi	Vendredi	Samedi	Dimanche
Petit déjeuner	Votre boisson*, riz au lait, orange	Votre boisson*, semoule au lait, pamplemousse	Votre boisson*, céréales, lait, mangue	Votre boisson*, pain beurré, petits-suisses, compote pomme et châtaigne	Votre boisson*, pain complet beurré, petits suisses, raisin	Votre boisson*, céréales, yaourt, poire	Votre boisson*, pain, beurre, faisselle allégée, kiwi
Déjeuner	Collier de veau aux carottes, pâtes fraîches, fromage blanc battu, pomme	Langoustines sautées au concombre, riz, fromage, kiwi	Lapin à la bière et aux navets, pain, fromage blanc battu, ananas	Steak grillé, gratin de courgettes, pain, litchis	Filet de sole au paprika, pommes vapeur, fromage, clémentines	Cuisse de canard en cocotte à l'orange, pommes de terre, yaourt	Filets de saumon à l'oseille, salade, tarte aux pommes
Dîner	Potage de légumes, tomates farcies, petits-suisses, compote	Aiguillettes de canard, châtaignes, salade, mangue	Gratin de bettes et poireaux, œufs, pain, kaki	Soupe de poisson, moules, pommes de terre, yaourt, poire	Lapin à la moutarde, choux de Bruxelles, pain,fromage, kaki	Potage de légumes, foie grillé à l'ail, pain, poire	Chou rouge râpé, raie au citron, pain, fromage, pomme au four

* Chaude ou froide, sans sucre. Café, thé nature ou aromatisé, tisane, infusion, eau…, n'hésitez pas à varier selon vos goûts.

« Insuline » : semaine 4 du menu été

	Lundi	Mardi	Mercredi	Jeudi	Vendredi	Samedi	Dimanche
Petit déjeuner	Votre boisson*, blanc de volaille, pain beurré, cerises	Votre boisson*, semoule au lait, carré frais, fraises	Votre boisson*, céréales, lait, chèvre frais, œuf dur	Votre boisson*, pain beurré, mozzarella, melon	Votre boisson*, céréales, yaourt, jambon, brugnon	Votre boisson*, pain complet, beurre, petit-suisse, œuf, abricot	Votre boisson*, pain grillé, beurre, blanc de volaille, kiwi
Déjeuner	Spaghetti aux moules et aux poivrons, fromage, raisin sauté à la poêle	Tomates en salade, bavette à l'échalote, pommes de terre, prunes	Pois chiche en salade, filets de poisson fumé, fromage, fraises	Concombre, entrecôte, brocolis, pain, fromage, abricots	Taboulé de la mer, salade, fromage, fruits rouges	Radis, sardines au citron en papillote, salade de haricots blancs, tarte aux prunes	Filet de bœuf, galette de pommes de terre, fromage, brugnon
Dîner	Œufs durs farcis au cresson, pain, gratin de pêches	Salade de fenouil cru au citron, blancs de volaille, pain, fromage blanc battu, pêches au vin	Chou-fleur vinaigrette, filet mignon de porc, pain, yaourt, abricots	Terrine de légumes, brochettes de poisson, riz, pastèque	Omelette aux oignons, salade, pain, petits-suisses, gratin de fruits rouges	Filets de hareng doux fumés aux pommes de terre, épinards, yaourt, salade de fruits	Pissenlits au bleu, poulet grillé, pain, fromage blanc battu, fraises

* Chaude ou froide, sans sucre. Café, thé nature ou aromatisé, tisane, infusion, eau…, n'hésitez pas à varier selon vos goûts.

« Insuline » : semaine 4 du menu hiver

	Lundi	**Mardi**	**Mercredi**	**Jeudi**	**Vendredi**	**Samedi**	**Dimanche**
Petit déjeuner	Votre boisson*, céréales, lait, œuf, pomme	Votre boisson*, pain complet, beurre, fromage, jambon, poire	Votre boisson*, pain beurré, fromage, blanc de volaille, clémentine	Votre boisson*, pain beurré, yaourt, compote, œuf	Votre boisson*, toast beurré, petits-suisses, jambon, mangue	Votre boisson*, céréales, lait, ananas, jambon de dinde	Votre boisson*, jus d'orange, céréales, lait, blanc de volaille
Déjeuner	Dinde marengo, champignons de Paris, riz, fromage, raisin	Filets de cabillaud, pommes de terre sautées, fromage, orange	Rôti de porc à l'ail et à l'orange, pommes vapeur, salade, faisselle allégée	Choux et salade braisés, rosbif aux oignons, fromage blanc battu, clémentines	Filets de flétan, fondue de poireaux, pommes vapeur, flan au kaki	Pot-au-feu et ses légumes, fromage, orange	Tarte au thon, salade, pêches en gratin
Dîner	Potage de légumes, purée de pois chiches, fromage blanc battu, poire	Échine de porc à la sauge, salade, pain, ananas	Œufs mollets aux épinards, pain, fromage, salade de fruits	Salade d'endives, pommes de terre, fromage, oranges en gratin	Poireaux en vinaigrette aux œufs durs, pain, fromage, kaki	Gratin de moules à la tomate, salade de mâche, pain, yaourt, salade de fruits	Poulet au citron, courgettes, pain, petits-suisses, banane

* Chaude ou froide, sans sucre. Café, thé nature ou aromatisé, tisane, infusion, eau…, n'hésitez pas à varier selon vos goûts.

4

VOUS ÊTES « LEPTINE »

Lorsque les cellules graisseuses reçoivent des nutriments énergétiques qu'elles doivent métaboliser, elles sécrètent une hormone : la leptine. C'est en quelque sorte un émissaire du corps rassasié. Pour délivrer son message, elle emprunte le circuit sanguin, traverse les méninges, atteint le cerveau, et donne l'ordre : « Il est temps de réduire l'appétit ». Voilà donc le rôle de ces hormones : nous empêcher de devenir obèse.

On ne trouve pas trace de leptine, par exemple, dans l'organisme de certaines souris génétiquement obèses. Chez d'autres, qui sont à la fois diabétiques et obèses, la leptine est produite mais elle n'est pas efficace. En dehors de rares cas d'obésité très sévère, où elle est produite en trop faibles quantités – mais vous n'êtes probablement pas dans ce cas –, cette hormone est sécrétée de façon normale par l'être humain.

1 – Ne jouez plus à « saute-repas »

Si vous mangez très peu, si vous sautez régulièrement des repas ou cultivez l'habitude « d'oublier de manger », les sécrétions de leptine sont considérablement réduites.

Elles peinent à atteindre le cerveau. Celui-ci ne reçoit plus aucun message rassurant de « bonne forme nutritionnelle ». Vous lui laissez croire que vous êtes dans une situation métabolique dangereuse, presque victime d'une famine, alors que vous souhaitez seulement perdre quelques kilos !

Le cerveau réagit alors immédiatement en donnant des ordres inconsidérés de stockage aux cellules. Pour un organisme, perdre du poids est toujours une agression. Puiser dans ses réserves par obligation afin d'obtenir l'énergie nécessaire à sa subsistance, voilà qui donne à votre corps de bonnes raisons de métaboliser « au plus juste » tous les apports. Voilà pourquoi le moindre verre de vin vous profite ! Votre métabolisme énergétique s'oriente vers la constitution de réserves, le métabolisme de base se réduit autant que possible. Ainsi, comme la production de chaleur liée à l'alimentation est très fortement réduite, chaque bouchée vous fait grossir.

De plus, étant donné qu'entre deux restrictions, vous devez quand même prendre part à quelques repas conviviaux qui risquent d'avoir des conséquences dramatiques sur votre poids, vous pouvez ainsi grossir de 2 kilos en une seule journée ! Et c'est l'envolée lyrique de la fabrication de graisse, la Bérézina de la balance, le gouffre du désespoir. Ne parlons pas de la période des fêtes ! On rencontre aussi cette situation lorsque vous mangez très peu en semaine, et normalement pendant le week-end. Les mécanismes de prise et de reprise de poids sont identiques, ils s'expliquent en grande partie par cette insuffisance de leptine.

Enfin, si vous n'êtes pas très amateur de produits carnés ou de poissons, la balance vous pénalisera davantage : la thermogénèse liée à l'alimentation est plus faible.

Seule solution : régulariser votre rythme alimentaire. Cessez de sauter des repas, de manger peu souvent, mais en trop grande quantité, ou encore d'abandonner, chaque week-end, votre régime de la semaine. Prenez aussi l'habitude de consommer régulièrement des protides d'origine végétale, si vous n'aimez pas celles d'origine animale.

2 – Mangez des aliments qui « tiennent au corps »

Consommez des aliments énergétiques en quantité suffisante et n'oubliez pas de renforcer les apports en fibres par la consommation très régulière de fruits et de légumes. Vous ne devez en aucun cas laisser croire à votre organisme qu'il subit un manque. Ne mangez pas d'aliments à « calories vides », comme, par exemple, les aliments très sucrés.

Les fibres auront, chez vous, l'avantage de ralentir l'assimilation des autres nutriments énergétiques. Votre cerveau saura enfin qu'il n'est plus en péril de carence énergétique chronique et de « malnutrition ».

Finalement, c'est en mangeant plus que vous maigrirez !

3 – Que pouvez-vous manger ?

Aliments déconseillés

Les aliments riches en sucre	Bonbons, caramel, confiseries, fruits secs (dattes, raisin, abricots, figues, pruneaux...), marrons glacés, sucettes, dragées, entremets, desserts sucrés industriels, lait concentré sucré, cola, limonade, soda, sirop, jus de fruit industriels, apéritifs sucrés, vins cuits, digestifs sucrés.
Les aliments riches en graisse	• Graisse, margarine, huile, friture, sauce industrielle, mayonnaise, béarnaise. • **Charcuterie** (lard, rillettes, saucisson, merguez, pâté, boudin, chair à saucisse, bacon, salami, jambon cru, saucisse de Francfort, andouillette).

Les aliments riches en graisse	• **Viandes grasses** : porc, mouton, agneau, oie grasse, canard d'élevage… • **Bouillon de viande, conserve de viande et de poisson** (sauf poisson au naturel) • **Produits laitiers et fromages gras** (crème fraîche, fromage à plus de 45 % de matière grasse). • **Fruits oléagineux** : noix, noisettes, amandes, cacahuètes, avocats, olives…

Aliments autorisés

Viandes	• **Viandes de boucherie non grasses** : bœuf, veau, cheval, porc maigre (en petite quantité), gigot. • **Le lapin et toutes les volailles** (sauf oie grasse et canard d'élevage) : poulet, pintade, dindon, dindonneau, pigeon. • **Tous les gibiers non faisandés** : lapin de garenne, faisan, perdrix, canard sauvage… • **Tous les poissons, coquillages, crustacés** (crabe, crevette, langoustine, langouste, homard…)
Légumes	• **Tous les légumes verts frais, surgelés ou en conserve** (après rinçage pour enlever l'excédent de sel) : asperge, aubergine, blette, céleri en branche, champignons, chou, chou-fleur, choux de Bruxelles, cœur de palmier, concombre, courge, courgette, endive, épinard, fenouil, haricot vert, oseille, poireau, poivron, radis, tomate. • **Les légumes verts à teneur moyenne en glucides** (environ 10 %) : artichaut, betterave rouge, carotte, céleri rave, navet, oignon, petits pois, potiron, salsifis (que l'on peut associer aux céréales ou aux féculents). • **Toutes les crudités**.
Féculents	• **Tous les féculents** : pommes de terre, pois, haricots secs, lentilles, fèves, pois chiches, pois cassés, châtaignes.
Céréales	• **Tous les céréales** : pâtes, riz, maïs, semoule, blé, boulghour, épeautre.
Laitages	• **Les fromages** à moins de 45 % de matières grasses, **le yaourt nature**, **le lait écrémé et demi-écrémé**.
Boissons	• **Thé, café, infusions.** • **Eaux minérales** (Hépar, Contrex, Badoit, San Pellegrino…)

ALIMENTS AUTORISÉS, MAIS EN QUANTITÉS MODÉRÉES

- **Certains aliments riches en sucres** : confiture, glace, sorbet, miel, chocolat, biscuit, viennoiserie, gâteau sec, pâtisserie non grasse.

VOTRE PROGRAMME AMINCISSANT

LES QUANTITÉS : RÈGLES DE BASE

Les quantités sont données à titre indicatif. Il est impossible de tout peser, surtout lorsque vous déjeunez ou dînez à l'extérieur.

Pour vous simplifier la tâche, souvenez-vous que :
– 5 g de beurre correspondent à une cuillère à café ;
– 1/4 de baguette représente environ 50 g de pain ;
– 30 g de céréales = 1/4 de bol ; 45 g = 1/2 bol ;
– 100 g de légumes verts cuits constituent une petite portion ;
– 100 g de féculents cuits sont obtenus avec deux pommes de terre moyennes, ou quatre à six cuillères à soupe de riz ou de pâtes ou de légumes secs cuits ;
– 100 g de viande représentent l'équivalent, en volume, d'une petite plaquette de beurre ;
– 40 g de fromage c'est, toujours en volume, 1/6 de camembert.
Simplifiez-vous la vie, en particulier avec le poids des aliments. Ne devenez pas esclave d'une balance de ménage !

1re SEMAINE
DIÉTÉTIQUE

Matin

• Une boisson sans sucre : thé, café, tisane, infusion, eau…

• Pain (20 g de baguette ou de pain complet) avec 5 g de beurre ou de margarine, ou une cuillère à café de confiture, ou trois gâteaux secs ou biscuits.

Ou : un 1/4 de bol de céréales (flocons d'avoine, muesli non sucré, pétales de maïs complets) avec un laitage, qui peut être : un bol de lait 1/2 écrémé ou écrémé ; un yaourt nature ; 100 g de fromage blanc battu (20 % MG) ; deux petits-suisses (30 % MG).

• Un fruit entier de saison ou un jus de fruit « maison ».

Midi

• Une assiette de crudités ou de légumes verts cuits (100 g).

• Un poisson maigre ou une viande blanche ou une volaille (100 g).

• Une petite assiette de féculents (100 g cuits), ou 50 g de pain (soit un petit pain individuel).

• Un laitage, éventuellement (yaourt nature ou fromage blanc battu ou deux petits-suisses).

• Un fruit de saison.

• 5 g de beurre, ou 1/2 cuillère à soupe d'huile, ou 1/2 cuillère à soupe de vinaigrette, ou une cuillère à soupe de vinaigrette allégée « maison ».

Soir

• Un potage « maison », ou une salade, ou une petite assiette de crudités (100 g), ou des légumes verts cuits (80 à 100 g).

• Une petite portion de féculents ou une tranche de pain (80 à 100 g).

• Un poisson maigre ou deux œufs (dur, coque), ou un blanc de volaille (80 à 100 g), ou une tranche de jambon blanc dégraissé, ou une tranche de jambon de dinde ou de poulet, ou 40 g de fromage à moins de 45 % MG.

• Un poisson maigre ou : deux œufs (dur, coque) ; un blanc de volaille (80 à 100 g) ; une tranche de jambon blanc dégraissé ; une tranche de jambon de dinde ou de poulet ; 40 g de fromage à moins de 45 % MG.

• Un laitage nature, éventuellement.

• Un fruit.

• 5 g de beurre ou : 1/2 cuillère à soupe d'huile ; 1/2 cuillère à soupe de vinaigrette ; une cuillère à soupe de vinaigrette allégée « maison ».

Si vous avez faim dans la journée : prenez un laitage nature ou une tranche de pain complet avec 20 g de fromage maigre.

Pensez à boire. Ne consommez aucune boisson alcoolisée dans la semaine. Ne buvez pas de café ou de thé en dehors du petit déjeuner.

Sport

Le sport contribue à une bonne hygiène de vie, mais il n'est pas indispensable pour perdre du poids. Vous maigrirez sans en faire en suivant le programme alimentaire.

Toutefois, votre cas se caractérise par un métabolisme bloqué sur le mode « stockage ». La pratique régulière d'une activité physique déclenchera une consommation active de vos réserves, en augmentant la fraction des pertes dites « non obligatoires ». Cela vous permettra d'atteindre plus rapidement vos objectifs. Vous maintiendrez par la suite plus aisément votre poids, les petits écarts seront résorbés instantanément ; même pendant la nuit, vous brûlerez vos excédents.

Faire du sport permet de se sentir mieux dans sa tête ainsi que dans son corps. La discipline qu'implique toute pratique sportive vous aidera dans vos efforts pour régulariser votre rythme alimentaire, notamment en vous obligeant, pour « garder la forme », à manger à des heures régulières.

Vous n'êtes pas sportif

5 mn de marche, d'un bon pas, trois fois par jour, trois jours dans la semaine (couvrez-vous en hiver !)

Vous êtes un peu sportif

Trois séances par semaine de 15 mn d'un sport de votre choix : marche rapide ou vélo (5 à 7 km), ou une séance de 30 mn de natation (brasse) et 20 mn de marche ou de vélo.

2e SEMAINE

Diététique

Matin

• Une boisson sans sucre : thé, café, tisane, infusion, eau…

• Pain (1/4 de baguette ou pain complet), ou trois gâteaux secs ou biscuits, ou 1/2 bol de céréales (flocons d'avoine, muesli non sucré, pétales de maïs complets).

• Laitage : un bol de lait 1/2 écrémé ou écrémé, ou un yaourt nature, ou 100 g de fromage blanc battu (20 % MG), ou deux petits-suisses (30 % MG).

• Un fruit entier de saison ou un de jus de fruit « maison ».

• 5 g de beurre ou de margarine.

Midi

• Une assiette de crudités ou de légumes verts cuits (150 g).

• 120 à 150 g de poisson, ou de volaille, ou de viande blanche ; ou des protéines d'origine végétale.

• Une petite assiette de féculents (120 g cuits), ou 50 à 70 g de pain.

• Un laitage, éventuellement (yaourt nature, fromage blanc battu, deux petits-suisses).

• Un fruit de saison.

• 5 g de beurre, ou 1/2 cuillère à soupe d'huile, ou 1/2 cuillère à soupe de vinaigrette, ou une cuillère à soupe de vinaigrette allégée « maison ».

Soir

• Un potage maison, ou une salade, ou une petite assiette de crudités (150 g), ou de légumes verts cuits (100 g).

• 80 à 100 g de féculents cuits (ou deux petites tranches de pain complet).

• Un poisson, ou un œuf, ou un blanc de volaille (100 g), ou des protéines d'origine végétale.

• Un laitage nature ou 40 g de fromage < 45 % MG, éventuellement.

• Un fruit.

• 5 g de beurre, ou 1/2 cuillère à soupe d'huile, ou 1/2 cuillère à soupe de vinaigrette, ou une cuillère à soupe de vinaigrette allégée « maison ».

Si vous avez faim dans la journée : prenez un laitage nature, ou un fruit entier ou une tranche de pain complet avec 20 g de fromage maigre.

N'oubliez pas de boire votre eau minérale. Ne consommez aucune boisson alcoolisée. Si vous le souhaitez, vous pouvez boire un café ou un thé après le repas de midi.

Sport

Vous n'êtes pas sportif

10 mn de marche rapide, trois fois par jour, trois jours par semaine. Alternez avec un peu de jogging (pensez à utiliser de bonnes chaussures pour protéger vos pieds, les articulations de vos jambes et votre dos). Remplacez, si vous le souhaitez, une séance de marche rapide par 20 mn de natation (brasse).

Vous êtes sportif

Trois séances de 30 mn d'un sport de votre choix : jogging lent, natation (crawl et brasse), vélo (10 à 15 km) plus une heure de promenade le week-end.

3e SEMAINE

Diététique

Matin

• Une boisson sans sucre : thé, café, tisane, infusion, eau…

• Pain (1/4 de baguette ou pain complet), ou 1/2 bol de céréales (flocons d'avoine, muesli non sucré, pétales de maïs complets), ou une viennoiserie (pain au lait, croissant, brioche, mais pas plus de deux fois dans la semaine !).

• Un laitage (un bol de lait 1/2 écrémé, ou un yaourt nature ou 100 g de fromage blanc battu à 20 % MG), ou 40 g de fromage < 45 % MG.

• Un fruit de saison ou un de jus de fruit « maison ».

• 5 g de beurre ou de margarine.

Midi

• Une assiette de crudités ou de légumes verts cuits (150 g).

• Un poisson, ou 120 à 150 g de volaille, ou de viande blanche, ou 100 g de viande rouge (pas plus de trois fois dans la semaine).

• Une petite assiette de féculents (120 g cuits) ou trois petites tranches de pain.

• Un laitage (yaourt nature, fromage blanc battu, deux petits-suisses) ou 40 g de fromage < 45 % MG.

• Un fruit de saison.

• 5 g de beurre ou 1/2 cuillère à soupe d'huile, ou 1/2 cuillère à soupe de vinaigrette, ou une cuillère à soupe de vinaigrette allégée « maison ».

Soir

• Un potage « maison », ou une petite assiette de crudités (100 g) ou de légumes verts cuits (100 g), ou une salade.

• Une petite portion de féculents, ou deux petites tranches de pain (120 g).

• Un poisson, ou un œuf, ou 100 g de viande blanche, ou de volaille, ou des protéines d'origine végétale.

• Un laitage ou du fromage, éventuellement.

• Un fruit.

• 5 g de beurre ou 1/2 cuillère à soupe d'huile ou 1/2 cuillère à soupe de vinaigrette ou une cuillère à soupe de vinaigrette allégée « maison ».

Si vous avez faim dans la journée : prenez un laitage nature, ou une tranche de pain complet avec 20 g de fromage maigre.

Buvez de l'eau ! Trois fois, cette semaine, vous pourrez prendre un verre de vin si vous le désirez. Ne dépassez pas trois cafés ou trois thés dans la journée.

SPORT

Vous n'êtes pas sportif

20 mn de marche rapide, deux à trois fois par jour, trois jours dans la semaine.

Vous êtes sportif

Trois séances de 30 mn d'un sport de votre choix : jogging lent, natation (crawl et brasse), vélo (10 à 15 km) plus deux heures de promenade le week-end.

4e SEMAINE

DIÉTÉTIQUE

Matin

• Une boisson sans sucre : thé, café, tisane, infusion, eau…

• Pain (1/4 de baguette ou pain complet), ou 1/2 bol de céréales (flocons d'avoine, muesli non sucré, pétales de maïs complets), ou une viennoiserie (pain au lait, croissant, brioche).

• Un bol de lait demi-écrémé, ou un yaourt nature, ou 100 g de fromage blanc battu (20 % MG).

• Un blanc de volaille, ou une tranche de jambon maigre, ou 30 g de fromage < 45 % MG, éventuellement.

• Un fruit de saison (ou un de jus de fruit « maison » si vous avez atteint vos objectifs).

Midi

- Une assiette de crudités, ou de légumes verts cuits (200 g ou plus).
- 150 g de poisson, ou de volaille, ou de viande blanche, ou 120 g de viande rouge, ou des protéines d'origine végétale.
- Une petite assiette de féculents (120 g cuits), ou trois petites tranches de pain complet.
- Un laitage (yaourt nature, fromage blanc battu, deux petits-suisses), ou 40 g de fromage < 45 % MG (ou plus si vous avez atteint vos objectifs).
- Un fruit de saison (ou un dessert peu sucré si vous avez atteint vos objectifs : compote, tarte aux fruits, salade de fruits « maison »).
- 5 g de beurre, ou 1/2 cuillère à soupe d'huile, ou 1/2 cuillère à soupe de vinaigrette, ou une cuillère à soupe de vinaigrette allégée « maison ».
- Un verre de vin, éventuellement.

Soir

- Un potage « maison », ou une salade, ou une petite assiette de crudités (150 g) ou de légumes verts cuits (100 g).
- 120 g de féculents (ou deux petites tranches de pain).
- Un poisson, ou un œuf ou un blanc de volaille (100 g).
- Un laitage (yaourt nature, fromage blanc battu, deux petits-suisses) ou du fromage.
- Un fruit.
- 5 g de beurre, ou 1/2 cuillère à soupe d'huile, ou 1/2 cuillère à soupe de vinaigrette, ou une cuillère à soupe de vinaigrette allégée « maison ».
- Un verre de vin, éventuellement.

Si vous avez faim dans la journée : prenez un laitage nature, ou une tranche de pain complet avec 20 g de fromage maigre. Revoyez à la hausse les rations du matin ou du midi, vous ne devriez plus avoir faim en dehors des repas ! N'oubliez pas de boire régulièrement et ne dépassez pas trois cafés ou trois thés dans la journée.

Sport

Vous n'êtes pas sportif

20 à 30 mn de marche rapide, deux à trois fois par jour, trois jours dans la semaine. Vous pouvez remplacer une marche par 30 mn de natation ou 30 mn de gymnastique en salle.

Vous êtes sportif

Trois séances de 30 mn d'un sport de votre choix : jogging lent, natation (crawl et brasse), vélo (10 à 20 km) plus deux heures de jogging le week-end. Si vous commencez à vous sentir en forme, inscrivez-vous au squash, au badminton, au tennis... et allez jouer !

COMPLÉMENTS NUTRITIONNELS
(SELON LES BESOINS)

Pendant votre programme, les compléments alimentaires pourront contribuer à supprimer la sensation de faim. Ils aideront votre métabolisme à consumer les graisses plutôt qu'à les stocker.

Différents produits sont à votre disposition.

L'onagre et la bourrache

Ces deux plantes oléagineuses, dont la première est originaire d'Amérique et la seconde de Syrie, produisent des huiles aux multiples vertus thérapeutiques. En effet, si beaucoup d'autres huiles sont riches en acides gras insaturés, celles de l'onagre et de la bourrache se distinguent par une très forte teneur en acide gamma-linolénique (AGL). Cet acide est un « précurseur » : il déclenche la sécrétion des hormones prostaglandines qui régulent les échanges transmembranaires. Ainsi, en facilitant la communication chimique entre les cellules, il permet à ces huiles d'agir de diverses façons : elles sont fort efficaces pour lutter non seulement contre les douleurs des règles, mais aussi pour revivifier les peaux dévitalisées et sèches, ou encore pour diminuer les douleurs rhumatismales. Elles sont encore conseillées en cas d'affection artérielle, pour prévenir les risques de thrombose et de phlébite. Elles soulagent également en cas d'insuffisance hépatique, de diabète, d'hypercholestérolémie, d'artériosclérose.

Mieux encore : ce sont de grandes « brûleuses » de graisses ! Lorsqu'on pratique des analyses sanguines sur les personnes obèses, on constate que leur taux d'AGL est presque toujours très faible. Leur organisme stocke toujours plus, comme pour surmonter la difficulté à effectuer les échanges entre les tissus et garantir ceux qui lui sont vitaux.

Vous trouverez ces huiles en capsules ou en gélules, à prendre au milieu des repas pour qu'elles se dissolvent avec les graisses alimentaires. Vous pouvez aussi intégrer à vos menus des aliments riches en AGL, tels que les huiles d'olive, de noix ou de pépin de raisin.

L'acide linoléique conjugué

Il représente *le* lipide antigraisse de l'an 2000. Il associe les bénéfices des huiles d'onagre et de bourrache à une action « stop-graisse », c'est-à-dire qu'il coupe la spirale graisse/stockage avant même qu'elle ne s'engage. Le prendre au milieu des repas pour qu'il se dissolve avec les graisses alimentaires.

Attention : il faut toujours associer la prise de vitamine E à la supplémentation en acides gras linoléique : ces derniers sont très fragiles et la vitamine E empêche leur oxydation. Sinon, mieux vaut ne rien prendre.

L'éphédra

Tout comme la caféine et le thé vert, l'éphédra fait partie des inhibiteurs de la lipogenèse : c'est-à-dire qu'elle réduit le stockage des graisses. Ses principes actifs sont l'éphédrine, la pseudo-éphédrine et la nor-pseudo-éphédrine, puissants stimulants du système nerveux central. Elle est aussi un puissant dilatateur des bronches, stimule le cœur et augmente le métabolisme. Il faut cependant veiller à ne pas trop en consommer, l'éphédra pouvant provoquer nervosité, insomnie et irritabilité.

L'acétyl L – carnitine

Cet acide aminé est naturellement présent dans les viandes et les laitages. Il facilite la combustion des graisses de l'organisme, combat la cellulite et l'obésité et… accroît les performances sexuelles. En complément alimentaire, il est particulièrement indiqué si vous faites du sport. En effet, il transporte les graisses vers les mitochondries, où elles seront brûlées plutôt que stockées. Prenez une dose de 500 à 1 000 mg juste avant l'effort physique.

Les acides aminés

Qu'il s'agisse de l'arginine ou de l'ornitine (précurseurs de l'hormone de croissance), de la glutamine (précurseur d'un neuro-transmetteur, le Gaba) ou de la thyrosine (activateur de la thyroïde), de nombreux acides aminés accélèrent le métabolisme, améliorant en particulier ses capacités d'élimination. Ils offrent également l'avantage de lutter contre le stress et de stimuler le système immunitaire. On les trouve présents naturellement dans les aliments riches en protéines (viandes, laitages, soja), et dans le chocolat, les noix et le riz complet (pour l'arginine et l'ornithine). Ils se prennent sous la forme de mélanges appelés « complexes », se présentant sous forme de gélules qui contiennent l'ensemble des acides aminés nécessaires. Ils sont à prendre avant un effort ou avant le coucher, mais toujours à jeun pour éviter qu'ils entrent en compétition avec les acides aminés de l'alimentation.

Le Kelpvarech

La connaissance des algues en est encore à ses balbutiements, mais nous savons déjà qu'il s'agit d'aliments très originaux, car leur composition ne se retrouve nulle part ailleurs. Beaucoup de peuples en ont fait l'une des bases de leur alimentation (les Japonais notamment). Ces « concentrés » de mer absorbent des quantités phénoménales de minéraux et de vitamines, pour nous les restituer d'une façon particulièrement assimilable. Ces algues sont toniques, reconstituantes, combattent nombre de nos maladies de sédentaires (hypertension, excès de sodium, stress, obésité, cellulite, constipation...) et stimulent les glandes endocrines en général. Vous pouvez facilement les intégrer à votre alimentation, car elles sont commercialisées sous de nombreuses formes : paillettes, court-bouillon, soupes, pâtes riches en algues... Les comprimés d'algues riches en iode permettent de brûler davantage de graisses. Ils activent la thyroïde, et seront particulièrement indiqués si, habitant loin de la mer, vous avez remarqué que vous « fondiez » plus facilement lors de vos vacances en Normandie ou en Bretagne.

LA DIÉTÉTIQUE APRÈS LE RÉGIME

Elle est fondée sur la diététique de la 4e semaine. Si vous prenez un repas plus copieux, revenez aux menus de la 3e semaine pendant deux jours.

Si vous avez faim, c'est gagné. Cette sensation signale que votre organisme est débloqué.

Le matin, vous pouvez manger à peu près tout ce qui vous fait plaisir, en évitant d'associer deux aliments trop riches en sucres d'assimilation rapide, et à condition de ne pas prendre votre petit déjeuner trop tard. Si la faim vous tiraille encore en fin de matinée, augmentez les amidons (pain, par exemple) le matin.

Si vous avez faim à midi, ajoutez deux tranches de pain à la ration de féculent. Un dessert plus « sucré » est possible une à deux fois par semaine, à condition que cela ne vous fasse pas immédiatement reprendre du poids !

Pour le repas du soir, restez très prudent le plus longtemps possible. Si vous prévoyez un dîner plus abondant qu'à l'ordinaire, reportez-vous au chapitre 7, « Les situations particulières » (p. 163).

LE SPORT APRÈS LE RÉGIME

L'exercice physique suit le rythme de la 4e semaine. Plus vous pratiquerez, mieux vous vous sentirez.

4 – COMBIEN DE KILOS AUREZ-VOUS PERDUS APRÈS CE PROGRAMME ?

Selon votre poids de départ et les réactions hormonales de votre organisme, vous pouvez fondre de 2 à 6 kilos avec ce programme, que vous pouvez suivre plusieurs fois par an.

Le sport vous aidera beaucoup à mincir plus vite. Bloqué au départ, votre métabolisme de base se réactivera, pour résorber ensuite mieux tous les petits excès.

Pesez-vous deux fois par semaine pendant les quatre semaines, puis de manière hebdomadaire.

Si vous constatez que votre poids progresse de 1 à 2 kilos à la faveur de repas plus copieux, faites rapidement machine arrière.

Ne reprenez pas l'habitude de sauter des repas, votre organisme ne le tolérerait pas longtemps.

« Leptine » : semaine 1 du menu été

	Lundi	Mardi	Mercredi	Jeudi	Vendredi	Samedi	Dimanche
Petit déjeuner	Votre boisson*, gâteaux secs, yaourt nature, kiwi	Votre boisson*, céréales au lait, jus d'orange	Votre boisson*, pain complet, beurre, banane	Votre boisson*, pain beurré, petits-suisses, pastèque	Votre boisson*, pain beurré, yaourt, melon	Votre boisson*, une tranche de biscuit, faisselle allégée, framboises	Votre boisson*, pain beurré, fromage blanc battu, fraises.
Déjeuner	Endives et choux, sauce au fromage blanc, pâtes complètes, cerises	Carottes râpées au citron, escalope de dinde, riz, pêche	Salade composée, gratin de chou-fleur, yaourt, pêche	Betteraves cuites, polenta au fromage, banane	Épinards à la crème, bar grillé, pommes vapeur, framboises	Cuisse de poulet, riz, salade verte, salade de fruit maison	Darnes de colin au four, carottes, yaourt, gratin de pêche
Dîner	Salade composée (salade, maïs, haricots verts et blancs, champignons), yaourt, brugnon	Maquereaux grillés à la moutarde, pommes vapeur, salade, abricots	Soupe glacée au melon, riz complet, petits-suisses, fraises	Tomate provençale, sardines en papillote, framboises	Omelette aux fines herbes, salade de trévise, petits-suisses, ananas	Écrevisses aux pâtes fraîches, salade, salade de fruits rouges	Radis, saumon à l'aneth et citron vert, riz, framboises

* Chaude ou froide, sans sucre. Café, thé nature ou aromatisé, tisane, infusion, eau…, n'hésitez pas à varier selon vos goûts.

« Leptine » : semaine 1 du menu hiver

	Lundi	Mardi	Mercredi	Jeudi	Vendredi	Samedi	Dimanche
Petit déjeuner	Votre boisson*, pain beurré, yaourt nature, jus d'agrumes	Votre boisson*, céréales au lait, kiwi	Votre boisson*, pain, beurre, yaourt, orange	Votre boisson*, biscuits, petits-suisses, ananas	Votre boisson*, céréales au lait,	Votre boisson*, pain beurré, yaourt, clémentines	Votre boisson*, pain beurré, fromage blanc battu nature, mangue
Déjeuner	Pigeon en cocotte, endive, gâteau de semoule	Carottes râpées, filets de flétan, riz, salade de fruits, fromage blanc battu,	Tomates et germes de soja, poulet rôti, navets, compote de poires et de pommes	Darne de colin, pommes vapeur, haricots verts, banane	Roussette à la crème de lentilles vertes, salade, clémentines	Céleri rave en vinaigrette, escalope de dinde aux champignons, pamplemousse	Cœurs de palmiers, calamars à la tomate, pâtes, raisin
Dîner	Concombre à la crème, thon grillé, pain, ananas	Œufs brouillés au curry, pain, salade, noix de coco	Taboulé de la mer, salade de haricots verts, yaourt, noix	Escalope de dinde à la tomate, pâtes fraîches, kakis	Lapin à la moutarde, épinards, pain, gratin d'orange	Potage de légumes, filets de cabillaud, pain, banane	Pommes de terre farcies au poisson, salade, petits-suisses, compote

* Chaude ou froide, sans sucre. Café, thé nature ou aromatisé, tisane, infusion, eau…, n'hésitez pas à varier selon vos goûts.

« Leptine » : semaine 2 du menu été

	Lundi	Mardi	Mercredi	Jeudi	Vendredi	Samedi	Dimanche
Petit déjeuner	Votre boisson*, jus d'agrumes, biscuits, faisselle allégée	Votre boisson*, pain beurré, confiture, petits-suisses, fraises	Votre boisson*, céréales, lait, framboises	Votre boisson*, toast, beurre, petits-suisses, fruits rouges	Votre boisson*, pain de mie, beurre, yaourt, cerises	Votre boisson*, biscuits, fromage blanc battu, abricot	Votre boisson*, pain grillé, beurre, confiture, kiwi
Déjeuner	Melon, jambon de Parme dégraissé, riz au lait	Salade de lentilles aux oignons, ratatouille, fromage, framboises	Roussette gratinée au four, pommes vapeur, salade, soupe de fruits rouges	Crudités, œufs pochés aux petits pois, yaourt, abricots	Salade de lotte au saumon fumé et à l'aneth, riz, framboises	Omelette aux pommes de terre, salade, figue	Tomates en surprise (œufs et fruits de mer), riz, gratin de fruits rouges
Dîner	Salade de cresson, poêlée de champignons, fromage blanc aux myrtilles	Raie au citron, pointes d'asperges en béchamel, soupe de fruits rouges	Assiette de crudités, sauce au fromage blanc, pâtes complètes à la tomate, pêche	Ratatouille froide, colin froid sauce yaourt, pain, petits-suisses, abricots	Omelette aux cœurs d'artichauts, pain, fromage, prunes	Tartare aux deux saumons, pain, faisselle allégée, gratin de fruits	Concombre, pain, blanc de dinde rôti, faisselle allégée, melon

* Chaude ou froide, sans sucre. Café, thé nature ou aromatisé, tisane, infusion, eau…, n'hésitez pas à varier selon vos goûts.

« Leptine » : semaine 2 du menu hiver

	Lundi	Mardi	Mercredi	Jeudi	Vendredi	Samedi	Dimanche
Petit déjeuner	Votre boisson*, pain complet beurré, yaourt, pomme	Votre boisson*, pain beurré, faisselle allégée, compote	Votre boisson*, céréales, lait, clémentines	Votre boisson*, pain beurré, petits-suisses, poire	Votre boisson*, toast beurré, yaourt, pamplemousse	Votre boisson*, céréales, lait, kiwi	Votre boisson*, pain beurré, yaourt, pomme
Déjeuner	Concombre à la poêle, rôti de dindonneau, pâtes, orange	Jardinière de légumes et pommes de terre, blanc de poulet, yaourt, poire	Colin, pommes vapeur, salade, petits-suisses, orange	Blettes aux œufs, riz, salade de fruits exotiques	Filets de merlan au four, riz complet, compote de de pommes au gingembre	Saumon grillé à l'unilatérale, brocolis en gratin, ananas	Couscous de poulet et ses légumes, pommes râpées à la sève de kitul (cf. annexe 5)
Dîner	Potage de légumes poireaux et pommes de terre, œufs coque, pomme au four	Œufs cocotte à la tomate, salade, pain, ananas	Soupe à l'oignon avec fromage et croûtons, lentilles, poires pochées	Jambon de dinde, pommes de terre en salade, fromage, mangue	Purée de pois cassés, croûtons, fromage, pomme	Potage de potiron, filets de sole, pain, salade de fruits	Haricots verts en salade, riz complet au coulis de tomates, fromage, clémentine

* Chaude ou froide, sans sucre. Café, thé nature ou aromatisé, tisane, infusion, eau…, n'hésitez pas à varier selon vos goûts.

« Leptine » : semaine 3 menu été

	Lundi	Mardi	Mercredi	Jeudi	Vendredi	Samedi	Dimanche
Petit déjeuner	Votre boisson*, riz au lait, compote de prunes	Votre boisson*, jus de fruit, pain aux céréales, beurre, yaourt	Votre boisson*, pain de mie beurré, yaourt, pêche	Votre boisson*, pain au lait, petits-suisses, melon	Votre boisson*, toast beurré, petits-suisses, kiwi	Votre boisson*, pain beurré, faisselle allégée, fruits rouges	Votre boisson*, croissant, yaourt, abricots
Déjeuner	Steak tartare, salade, fromage, tarte aux pêches jaunes	Assiette de crudités, darne de saumon, pain, fromage, brugnon	Aubergines farcies aux deux viandes, haricots verts, cerises	Lentilles en vinaigrette, riz complet aux petits légumes, fromage, salade de fruits	Filet de truite de mer sur lit de concombre, pain, fromage, nectarine	Rôti de veau à la moutarde, riz, salade, prunes	Salade verte aux pétoncles et pignons de pin, faisselle allégée, tarte à la rhubarbe
Dîner	Omelette aux courgettes, pain, fromage de brebis, marmelade de poire	Salade d'édam aux pommes, pain, gratin de fruits	Salade d'épinards frais, pain, fromage, omelette aux pommes	Poulet au citron, mange-tout à la tomate, pain, petits-suisses, fraises	Escalope de dinde, navets braisés à la moutarde, fromage, melon	Scarole au chèvre frais et au cerfeuil, pain, fromage, abricots	Salade d'épinards frais pois chiches en salade, fruits rouges

* Chaude ou froide, sans sucre. Café, thé nature ou aromatisé, tisane, infusion, eau…, n'hésitez pas à varier selon vos goûts.

« Leptine » : semaine 3 menu hiver

	Lundi	Mardi	Mercredi	Jeudi	Vendredi	Samedi	Dimanche
Petit déjeuner	Votre boisson*, pain beurré, petits-suisses, pamplemousse	Votre boisson*, pain viennois, miel, yaourt, compote	Votre boisson*, céréales, lait, mangue	Votre boisson*, pain complet, beurre, fromage, poire	Votre boisson*, pain complet beurré, faisselle allégée, clémentines	Votre boisson*, brioche, fromage, kaki	Votre boisson*, pain, beurre, fromage blanc battu, orange pressée
Déjeuner	Gigot d'agneau, haricots blancs, salade, clémentine	Endives braisées, pommes de terre, blanc de volaille, goyave	Truite de mer en papillote, épinards, pain, fromage blanc battu, fruits de la passion	Entrecôte marchand de vin, courgettes, pain, ananas	Haddock en choucroute et ses pommes vapeur, yaourt, compote	Aiguillettes de canard à l'orange, châtaignes sautées, ananas	Côtelettes de bœuf à la salade de choux rouges, pain, fromage blanc battu au pamplemousse
Dîner	Carrelet farci au céleri et pain de campagne, fromage blanc battu, gratin d'agrumes	Velouté de pois chiches, salade, fromage, mangue	Salade de riz au crabe et au pamplemousse, faisselle allégée, tarte aux poires	Soupe au lait et au vermicelle, haricots beurre, fromage, ananas	Croquettes de pois cassés, salade, fromage, clémentines	Potage de légumes, blancs de volaille au four, crêpes aux poires	Pâtes à l'ail, poisson au four, fromage, pomme au four

* Chaude ou froide, sans sucre. Café, thé nature ou aromatisé, tisane, infusion, eau…, n'hésitez pas à varier selon vos goûts.

« Leptine » : semaine 4 menu été

	Lundi	Mardi	Mercredi	Jeudi	Vendredi	Samedi	Dimanche
Petit déjeuner	Votre boisson*, céréales, lait, blanc de volaille, cerises	Votre boisson*, semoule au lait, carré frais, fraises	Votre boisson*, céréales, yaourt, salade de fruits	Votre boisson*, croissant, fromage, melon	Votre boisson*, pain beurré, jambon dégraissé, brugnon	Votre boisson*, pain complet beurre, œuf, abricot	Votre boisson*, brioche, blanc de volaille, fromage blanc battu, kiwi
Déjeuner	Taboulé, chou frisé à l'étouffée, escalope de veau, soupe de fruits	Tomates et pommes de terre vinaigrette, brochet froid sauce tartare, pêche	Assiette de crudités, œufs pochés sur ragoût d'aubergines, tarte aux mirabelles	Cake au boulghour et carottes, salade, fromage, brugnon	Rollmops, pommes vapeur, salade, yaourt, gratin de fruits rouges	Paella aux fruits de mer, fromage blanc battu, figues au coulis de groseille	Steak tartare, salade, pomme de terre sautées, yaourt, pêche au vin
Dîner	Œufs durs, julienne de navets en salade, pain, gratin de pêches	Salade de poulpe à la tomate, cake de courgettes au coulis de poivron, framboises	Lasagnes aux brocolis, fromage blanc battu, fraises	Salade aux trois poivrons, rôti froid, fromage, prunes	Épis de maïs grillé, blanc de volaille, fromage, pêche	Courgettes froides au citron, haricots beurre à l'ail et au persil, flan aux abricots	Galette de sarrasin aux légumes, galette de sarrasin au fromage, crêpe au sirop d'érable

* Chaude ou froide, sans sucre. Café, thé nature ou aromatisé, tisane, infusion, eau…, n'hésitez pas à varier selon vos goûts.

« Leptine » : semaine 4 menu hiver

	Lundi	Mardi	Mercredi	Jeudi	Vendredi	Samedi	Dimanche
Petit déjeuner	Votre boisson*, pain aux céréales, beurre, fromage, compote de pommes	Votre boisson*, brioche, yaourt, jambon, poire	Votre boisson*, pain beurré, faisselle allégée, œuf, clémentines	Votre boisson*, pain beurré, fromage, compote pomme et châtaigne	Votre boisson*, céréales, lait, jambon, mangue	Votre boisson*, croissant, jus de fruits, fromage	Votre boisson*, céréales, lait, blanc de volaille
Déjeuner	Carré d'agneau, tomates à la Provençale, pain, yaourt, clémentines	Poule au riz, salade, fromage, ananas	Côtes de porc grillées, purée, fromage blanc battu au coulis d'agrumes	Escalope de dinde aux échalotes, épinards, pain, fromage, kaki	Escalope de thon, riz, salade, fromage, clémentines	Rôti de veau, choux de Bruxelles, pommes de terre, faisselle allégée, ananas	Tarte au saumon, salade, gratin de poire
Dîner	Potage de légumes, boudin aux deux pommes, yaourt	Jarret de veau aux carottes, salade, pain, faisselle allégée, grenade	Pot-au-feu, fromage, clémentines	Bouillon de légumes, lentilles garnies, poires confites	Pizza maison tomate jambon fromage, salade, papaye	Potage de légumes au tapioca, lentilles, flan aux poires	Poireaux poêlés au riz, filets de sole, fromage, litchis

* Chaude ou froide, sans sucre. Café, thé nature ou aromatisé, tisane, infusion, eau…, n'hésitez pas à varier selon vos goûts.

5

VOUS ÊTES « STRESS »

Pour survivre, l'homme des cavernes, exposé à de redoutables prédateurs, n'avait souvent d'autre recours que la fuite. Son organisme était adapté à cette situation qui nécessitait une forte dépense d'énergie, une musculature solide, et un cœur capable d'accélérer dans des proportions faramineuses le rythme de ses pulsations. Les hormones surrénaliennes étaient là pour préparer le système cardio-vasculaire à tout effort aussi violent que soudain.

Aujourd'hui, les prédateurs ont changé. Ils se nomment rendement, rentabilité, chiffre d'affaires, téléphone, horaires, transports, pollution... La fuite a perdu sa raison d'être. On sollicite peu les muscles quand il s'agit d'échapper à un automobiliste irrespectueux des piétons, ou à la colère d'un chef de service outragé ! Notre manière de réagir aux changements de notre environnement est largement inadaptée à la vie moderne. L'augmentation de la pression sociale, tout comme l'incapacité d'y répondre par la fuite ou l'agression, génèrent le « stress », au sens courant du terme : une « maladie du siècle », que l'on croyait réservée au cadre supérieur, mais dont les effets pervers s'exercent à présent sur toute la planète et de toutes les manières : tabagisme, insomnie, alimentation anarchique… et donc prise de poids.

1 – Le stress et l'alimentation

Si vous appartenez au profil stress, vous mangez irrégulièrement, à n'importe quelle heure, souvent dans la nuit. Vos repas sont déstructurés, plutôt riches en sel.

Vous voulez corriger l'évolution d'une balance qui ne veut plus obéir, et vous vous imposez un régime draconien à base de crudités et de salades. Résultat : vous vous sentez mal, ballonné, et la balance n'obéit pas lorsque vous décidez de mincir.

Le stress chronique déséquilibre différents systèmes hormonaux.

Le plus touché est celui qui régule les glandes surrénales, situées, comme leur nom l'indique, juste au-dessus des reins. Quand le stress s'accumule, ces glandes sécrètent chez l'être humain un excès de cortisol. Cette hormone va jouer un rôle prépondérant dans le problème qui nous occupe : non seulement elle réduit les sécrétions de leptine (l'organisme va croire à une carence alimentaire), mais, de plus, elle stimule la production de neuro-peptide Y, une substance protéique qui augmente l'appétit.

Si les glandes surrénales se dérèglent, c'est que la partie du cerveau qui les gouverne ne fonctionne plus correctement. En permanence stimulé par le stress, le cerveau sécrète en trop grande quantité une hormone, le CRH (corticolibérine), qui influe directement sur la prise alimentaire et la thermogenèse.

L'organisme entre ainsi dans un cercle vicieux : il ne cesse de s'adresser des messages de faim alors même qu'on le rassasie. Les kilos superflus s'accumulent, sans que l'on comprenne pourquoi car l'alimentation n'est pas nécessairement très abondante. Cette prise de poids se fait volontiers avec une rétention d'eau et de sel, responsable de sensations brutales de ballonnements, de fluctuations pondérales inexplicables allant jusqu'à 4 kilos, ou encore de la fameuse cellulite...

2 – Que faire ?

Vous devez jouer simultanément sur deux tableaux : gérer votre stress ; améliorer votre alimentation, qui doit redevenir saine et simple, basée sur des produits de bonne qualité. Une pomme de terre à l'eau est plus digeste qu'une purée maison, elle-même plus facilement assimilable qu'une purée en flocons.

Réduisez votre consommation d'aliments trop riches en fibres et évitez ceux qui contiennent beaucoup de sel. Certaines fibres alimentaires, prises isolément et insuffisamment associées aux féculents, sont mal tolérées par les intestins. Leur fermentation provoque des troubles du transit intestinal, accompagnés de tensions abdominales parfois douloureuses.

Le sel, quant à lui, majore la prise de poids en favorisant la rétention d'eau. Les besoins courants en sel sont satisfaits avec des apports de 3 à 5 g par jour, or nous en consommons en moyenne de 12 à 13 g. Les aliments naturels en apportent déjà. Les produits industriels, eux, en contiennent beaucoup trop. Et, souvent, probablement pour compenser leur manque de saveur, nous les salons encore !

Une étude portant sur des personnes obèses a démontré que, pour chaque consommation supplémentaire de 6 g de sel, le risque de mortalité cardio-vasculaire

TENEUR EN SEL DES ALIMENTS (mg/100 g)
(Teneur en sodium = × 0,4) – (Une cuillère à café rase de sel = 5 g)

TENEUR ÉLEVÉE	TENEUR MOYENNE	TENEUR BASSE
Produits fumés et/ou séchés – Jambon fumé : 6 000 – Morue séchée : 5 750 – Hareng saur : 2 500 – Hareng fumé : 1 750 **Charcuterie** – Lard : 7 300 – Saucisson : 3 500 – Salami : 3 100 – Saucisse : 2 750 – Jambon cuit : 2 250 – Jambon cru : 1 750 **Produits laitiers** – Beurre salé : 3 000 – Beurre demi-sel : 500 à 3 000 – Camembert : 2 700 – Roquefort : 2 100 – Bleu de Bresse : 2 100 – Crème de gruyère : 2 100 – Parmesan : 1 900 – Brie : 1 700 – Emmenthal : 1 650 **Conserves** – Olives : 5 500 – Corned-beef : 3 250 – Sardines : 2 000 – Choucroute : 1 850 – Concentré de tomates : 1 500 – Légumes : 750 à 1 000 – Moutarde : 650 **Farineux** – Pain blanc : 950 – Biscuits : 750 – Biscottes : 650 **Fruits de mer** – Huîtres : 1 200 – Crabe, crevettes : 1 000 – Moules : 750	**Poissons** – Sole : 350 – Colin : 200 – Morue fraîche : 140 **Viande** – Mouton : 200 – Poulet : 180 – Veau : 125 – Bœuf maigre : 125 – Lapin : 100 **Produits laitiers** – Beurre doux : 30 – Petits-suisses : 75 – Fromage blanc : 75 – Yaourt : 120 – Lait : 125 (100 ml) **Œuf** : 150 (l'unité) **Légumes frais** – Carotte : 120 – Céleri : 250 **Divers** – Fruits séchés : 85 – Chocolat au lait : 75 **Boissons** – Vin : 175 – Cacao : 150 – Bière : 75	**Huile** : 0 **Légumes frais** : 5 à 25 **Fruits frais** : 1 à 15 (raisin) **Miel** : 5 **Produits céréaliers** – Pain sans sel : 25 – Pâtes : 30 – Céréales et légumineuses : 5-10 **Boissons** – Eau : < 10 – Thé : < 10

augmente de 61 %, et celui d'accident vasculaire cérébral de près de 90 %. Et, bien sûr, plus on mange, plus on mange de sel...

Réduire vos apports passe par une connaissance approximative de la teneur en sel des aliments. Pour autant, il n'est pas souhaitable de suivre une diététique trop appauvrie en sodium. Il y a des régimes sans sel pour des maladies particulières (foie, rein, cœur...), mais ils n'ont pas leur place dans une diététique saine destinée à combattre un excès de poids.

Cessez de mastiquer du chewing-gum et de grignoter sans cesse. Ne vous rabattez pas sur les produits dits « sans sucre », comme certains bonbons : ils contiennent des polyols très indigestes.

Mangez trois ou quatre fois par jour, dans le calme, lentement, en mastiquant bien. Évitez les repas trop copieux faits de plats lourds à digérer. Abstenez-vous de boire dans la demi-heure qui précède le repas, pendant celui-ci, et durant l'heure qui suit. Cela donnera à votre estomac le temps de travailler correctement. Abandonnez les boissons gazeuses que, souvent, vous tolérez mal. Retenez-vous de fumer juste avant et après un repas, le tabac bloquant les sécrétions digestives. Reposez-vous dans le calme après avoir mangé, pendant cinq à dix minutes, le temps de commencer une bonne digestion.

3 – Que pouvez-vous manger ?

Bien sûr, supprimez les aliments à forte teneur en sodium, du moins tant que vous n'aurez pas atteint vos objectifs. Par la suite, évitez de trop en consommer.

Plusieurs modes de cuisson sont déconseillées : sauté, rissolé, frit et mijoté.

Chez vous, les aliments mal digérés provoquent facilement une irritation du colon accompagnée de douleurs ou de flatulences. Cherchez-les, car chacun tolère mal, selon sa personnalité, certaines nourritures. C'est ainsi qu'en vous écoutant, vous repérerez ce qui est bon pour vous.

Parmi les aliments qui provoquent un inconfort digestif, beaucoup correspondent à des produits très riches dont vous devez réduire la consommation pour perdre du poids. Le tableau qui suit vous en donne la liste. Mais n'associez jamais deux aliments de ce groupe au cours d'un même repas.

Aliments déconseillés

Viandes, charcuterie et produits de la mer	• **Viande :** viande grasse (porc, mouton), à fibres longues et avec des « nerfs » comme dans les bas morceaux, viande faisandée ou marinée ; volaille d'élevage, poule grasse, oie ; gibier, abats (cœur, langue, produits de triperie). • **Toutes les charcuteries** : sauf le jambon blanc de bonne qualité que l'on prendra soin de dégraisser, ainsi que le jambonneau. • **Poissons** : gras et demi-gras (thon, saumon – sauf mariné, cru, en petite quantité –, hareng, maquereau, anguille…) ; poisson séché, salé, fumé ou conservé dans l'huile. • **Certains coquillages** : huîtres, palourdes, praires et escargots…
Pain, plats cuisinés, bouillons et potages	• **Plats préparés :** pizza, cannelloni, lasagne, quiche. • **Pain** : à éviter s'il est chaud ou trop frais, ainsi que les pains aux farines complètes, au son ou de seigle (il faut alors réduire la quantité selon la tolérance), les céréales complètes. • **Bouillon** : de viande et de poisson, même dégraissé. • **Potage** : en sachet ou en cube.

SAUCES	Toutes, particulièrement la mayonnaise, la béarnaise et les sauces industrielles.
CORPS GRAS	Tous les corps gras cuits, y compris saindoux, lard, graisse d'oie.
LÉGUMES	• **Certains légumes tels que** : ail, artichaut, brocoli, céleri rave, chou, choux de Bruxelles, choucroute, concombre, cresson, échalote, épinards, navet, poivron, petits pois, radis, rhubarbe, salsifis, tomate (que l'on peut consommer cependant en petite quantité, épluchée et épépinée). • **Légumes crus**, y compris la salade. On peut en consommer en petite quantité, « tamponnés » par des farineux. • **Légumes secs** : selon tolérance.
FRUITS	• Abricot, ananas, banane verte, cassis, cerises, figues, framboises, fraises, groseilles, melon, prune, raisin, fruits secs (il est possible cependant de consommer de petites quantités de ces fruits dans des salades de fruits marinées, où ils sont plus digestes). • **Oléagineux** : noix, noisettes, amandes, cacahuètes, avocat.
ŒUFS ET PRODUITS LAITIERS	• **Œuf frit, ou cuit au plat avec** beaucoup d'huile. • **Lait entier**. • **Fromages fermentés** (camembert, brie, pont-l'évêque...) **et à moisissures** (roquefort, bleu, fourme d'Ambert...).
DESSERTS ET PRODUITS SUCRÉS	• **Confiture** aux fruits entiers avec des grains (kiwi, fraises, framboises...). • Pâte d'amande, nougat, cacao, chocolat, caramel (en excès) • **Pâtisseries** du commerce, à la crème, croissant, brioche, beignet, petit-four, pâte feuilletée, glace, sorbet, crème.
BOISSONS	• Vin, bière, cidre, apéritif, digestif • Soda, limonade, boissons glacées, eaux gazeuses (à l'exception de certaines, réputées pour leurs bienfaits sur la digestion). • Café et thé forts.

Cependant, de nombreux aliments vous sont autorisés.

ALIMENTS AUTORISÉS

VIANDES, CHARCUTERIE ET PRODUITS DE LA MER	• **Viande maigre** : cheval, veau, bœuf. • **Volaille** : poulet, coquelet, pintade, pigeon, dinde, dindonneau. • **Gibier** : perdrix, faisan, lapin. • **Abats** : foie de veau ou de génisse, ris, cervelle. • **Charcuterie** : jambon maigre, jambonneau. • **Poisson** : sauf thon, maquereau, saumon, hareng, anguille, murène, lamproie. • **Crustacés** : crabe, crevette, langouste, langoustine, homard.
PRODUITS CÉRÉALIERS	Pain blanc rassis, biscotte, croûte de pain, pain grillé, pâtes, riz, tapioca, farine sans son, semoule, fécule, maïzena.
CORPS GRAS	Beurre cru ou fondu, crème fraîche, huile d'arachide, olive, maïs, tournesol, soja, pépin de raisin, colza en petite quantité.
LÉGUMES	Jus de légumes filtrés, bouillon de légumes (eau de cuisson), aubergine, asperge, betterave, carotte nouvelle, céleris feuille, chou-fleur, courge, courgette, endive, haricot vert, laitue, blanc de poireau, pomme de terre (sauf en purée), tomate (sans la peau et épépinée).
FRUITS	Pelez les fruits. Mangez crus mais très mûrs : pomme râpée, poire, pêche, banane. Mangez les autres fruits cuits, en compote ou au sirop. Buvez des jus de fruits filtrés (agrumes).
ŒUFS ET PRODUITS LAITIERS	• **Œufs** : pas plus de 5 par semaine, à la coque, dur, poché, mollet, en omelette ou au plat, mais préparés sans huile (utilisez une poêle à revêtement anti-adhésif). • **Lait écrémé**, en petite quantité ou dans des préparations culinaires. En cas d'intolérance plus marquée, achetez en pharmacie du lait sans lactose (dénommé « AL 110 »).

	• **Fromage à pâte dure** : gruyère, cantal, emmenthal, comté, Port-Salut, hollande. • **Fromage frais** à 0 %.
PRODUITS SUCRÉS	Sucre, miel extrait à froid (à trouver dans les magasins diététiques ou les rayons spécialisés des grandes surfaces), bonbons (sauf sans sucre), pâte de fruits, gelée, confiture sans grains.
BOISSONS	Eaux minérales non gazeuses, peu minéralisées (Évian, Volvic et autres eaux minérales).

VOTRE PROGRAMME AMINCISSANT

LES QUANTITÉS : RÈGLES DE BASE

Les quantités sont données à titre indicatif. Il est impossible de tout peser, surtout s'il vous arrive régulièrement de déjeuner ou de dîner à l'extérieur.

Pour vous simplifier la tâche, souvenez-vous que :
- 5 g de beurre correspondent à une « noix » ou une cuillère à café ;
- 1/4 de baguette représente environ 50 g de pain ;
- 100 g de légumes verts cuits constituent une petite portion ;
- 100 g de féculents cuits sont obtenus avec deux pommes de terre moyennes, ou quatre à six cuillères à soupe de riz, de pâtes ou de légumes secs cuits.
- 100 g de viande représentent le volume d'une petite plaquette de beurre
- 40 g de fromage c'est, toujours en volume, 1/6e de camembert.

Simplifiez-vous la vie, en particulier avec le poids des aliments. Ne devenez pas esclave d'une balance de ménage !

Avertissement

Avant tout, pensez à vous relaxer avant de passer à table. Libérez votre esprit de toute préoccupation et mangez dans le calme. Ne faites rien d'autre pendant le repas, et surtout, ne parlez pas de travail !

1re SEMAINE
Diététique

Matin

• Une boisson sans sucre : thé, café, tisane, infusion, eau…

• 20 g de baguette ou trois biscottes (évitez le pain complet) avec 5 g de beurre ou de margarine. Ou une cuillère à café de gelée de confiture, ou trois gâteaux secs ou biscuits.

• Un laitage : un bol de lait 1/2 écrémé ou écrémé, ou un yaourt nature, ou 100 g de fromage blanc battu (20 %), ou deux petits-suisses (30 %).

• Une compote « maison », ou une salade de fruits « maison », ou une pomme râpée, ou une poire ou une pêche, ou une banane (quel que soit votre choix, ce fruit doit être très mûr).

Midi

• 100 g de légumes verts cuits (sauf artichaut, brocoli, céleri rave, chou, chou de Bruxelles, choucroute, concombre, cresson, échalote, épinards, navet, poivron, petits pois, radis, rhubarbe, salsifis).

• 100 g de poisson (sauf thon, maquereau, saumon, hareng, anguille, murène, lamproie), ou de viande maigre (cheval, veau, bœuf) ou de volaille (sauf poule et oie).

• Une petite assiette de féculents (100 g cuits), ou 50 g de pain (un petit pain individuel).

• Un laitage, éventuellement (un yaourt nature ou un fromage blanc battu ou deux petits-suisses).

• Un fruit de saison pelé, ou en compote, ou poché, ou en salade de fruits non sucrée.

• 5 g de beurre ou 1/2 cuillère à soupe d'huile.

Soir

• Un potage « maison », ou 80 à 100 g de légumes verts cuits (sauf artichaut, brocoli, céleri rave, chou, choux de Bruxelles, choucroute, concombre, cresson, échalote, épinards, navet, poivron, petits pois, radis, rhubarbe, salsifis).

• Une petite portion de féculents (80 à 100 g), ou un petit pain individuel.

• Un poisson maigre, ou un œuf (dur, coque), ou un blanc de volaille (80 à 100 g), ou une tranche de jambon blanc dégraissé ou 40 g de fromage < 45 % MG.

• Un laitage, éventuellement.

• Un fruit de saison pelé, ou en compote, ou poché, ou une salade de fruits non sucrée.

• 5 g de beurre ou 1/2 cuillère à soupe d'huile.

Si vous avez faim dans la journée : prenez un laitage nature, 20 g de fromage maigre éventuellement, avec une biscotte.

Pensez à boire de l'eau. Ne prenez aucune boisson alcoolisée dans la semaine. Ne buvez pas de café ou de thé en dehors du petit déjeuner.

SPORT

Dans votre cas, faire du sport sert avant tout à améliorer le moral, notamment en faisant baisser le niveau de stress.

Si vous n'êtes pas sportif

Faites des promenades, de la relaxation, du yoga. Pourquoi n'essayez-vous pas le tir à l'arc, le stretching ? Si vous aimez l'eau, allez nager ou prenez des cours de plongée ou de gymnastique aquatique. Quel que soit votre choix, pratiquez en séances de 30 à 45 mn, deux à trois fois par semaine. Vous pouvez combiner par exemple une leçon de gymnastique aquatique et deux promenades de 30 mn en forêt, loin du bruit.

Si vous êtes un peu sportif

Continuez ! Trois séances d'une vingtaine de minutes par semaine, à un rythme assez soutenu, sont un minimum : marche rapide, vélo (5 à 7 km), ou 30 mn de natation (brasse, gym aquatique) et 20 mn dans la semaine de marche ou de vélo.

2e SEMAINE

Diététique

Matin

• Une boisson sans sucre : thé, café, tisane, infusion, eau...

• Pain (20 g de baguette ou trois biscottes) avec 5 g de beurre ou de margarine, ou une cuillère à café de gelée de confiture. Ou trois gâteaux secs ou biscuits.

• Un laitage : un bol de lait 1/2 écrémé, ou écrémé, ou un yaourt nature, ou 100 g de fromage blanc (20 %), ou deux petits-suisses (30 %).

• Une compote « maison », ou une salade de fruits « maison », ou une pomme râpée, ou une poire, ou une pêche, ou une banane (quel que soit votre choix, ce fruit doit être très mûr).

• Si vous avez faim : un blanc de volaille, ou 40 g de fromage autorisé peu gras (mozzarella, chèvre frais, fromages frais persillés...).

Midi

• 150 g de légumes verts cuits (sauf artichaut, brocoli, céleri rave, chou, choux de Bruxelles, choucroute, concombre, cresson, échalote, épinards, navet, poivron, petits pois, radis, rhubarbe, salsifis).

- 120 à 150 g de poisson (sauf thon, maquereau, saumon, hareng, anguille, murène, lamproie), ou de viande maigre (cheval, veau, bœuf) ou de volaille (sauf poule et oie).
- Une petite assiette de féculents (120 g cuits) ou 50 à 60 g de pain.
- Un laitage, éventuellement (yaourt nature, ou fromage blanc battu, ou deux petits-suisses).
- Une compote « maison », ou une salade de fruits « maison » ou une pomme râpée ou une poire ou une pêche ou une banane très mûre.
- 5 g de beurre ou 1/2 cuillère à soupe d'huile.

Soir

- Un potage maison, ou 100 g de légumes verts cuits (sauf artichaut, brocoli, céleri rave, chou, choux de Bruxelles, choucroute, concombre, cresson, échalote, épinards, navet, poivron, petits pois, radis, rhubarbe, salsifis).
- 100 g de féculents (ou deux petites tranches de pain blanc).
- 100 g de poisson (sauf thon, maquereau, saumon, hareng, anguille, murène, lamproie), ou de viande maigre (cheval, veau, bœuf), ou de volaille (sauf poule et oie), ou des protéines d'origine végétale.
- Un laitage, ou 40 g de fromage < 45 % MG, éventuellement.
- Un fruit (compote ou salade de fruits « maison »), ou une pomme râpée ou une poire ou une pêche ou une banane très mûre.
- 5 g de beurre ou 1/2 cuillère à soupe d'huile.

Si vous avez faim dans la journée : prenez un laitage nature, 20 g de fromage maigre éventuellement, avec une biscotte.

Ne prenez aucune boisson alcoolisée dans la semaine. Si vous le souhaitez, vous pouvez boire un café ou un thé après le repas de midi.

Sport

Vous n'êtes pas sportif

10 mn de marche rapide, trois fois par jour, trois jours dans la semaine. Alternez avec un peu de jogging (pensez à utiliser de bonnes chaussures pour protéger les pieds, les articulations des jambes et le dos). Remplacez si vous le souhaitez une séance de marche rapide par 20 mn de natation (brasse).

Vous êtes un peu sportif

Trois séances de 30 mn d'un sport de votre choix : jogging lent, natation (crawl et brasse), vélo (10 à 15 km) plus une heure de promenade le week-end.

3e SEMAINE

Diététique

Matin

• Une boisson sans sucre : thé, café, tisane, infusion, eau…

• Pain (40 g de baguette ou six biscottes) avec 5 g de beurre ou de margarine ou une cuillère à café de gelée ou de confiture, ou trois gâteaux secs ou biscuits.

• Un laitage (un bol de lait 1/2 écrémé ou écrémé, ou un yaourt nature, ou 100 g de fromage blanc battu à 20 % de MG, ou deux petits-suisses à 30 % de MG) ou du fromage.

• Un fruit de saison (compote ou salade de fruits « maison »), ou une pomme râpée, ou une poire ou une pêche ou une banane très mûre.

• Si vous avez faim : un blanc de volaille ou 40 g de fromage autorisé (gruyère, cantal doux, emmenthal, comté, Port-Salut, hollande).

Midi

• Une assiette de légumes verts cuits (150 g) (sauf artichaut, brocoli, céleri rave, chou, choux de Bruxelles, choucroute, concombre, cresson, échalote, épinards, navet, poivron, petits pois, radis, rhubarbe, salsifis).

• Un poisson (sauf thon, maquereau, saumon, hareng, anguille, murène, lamproie) ou 120 à 150 g de volaille ou de viande blanche ou 100 g de viande rouge (trois fois par semaine maximum).

• Une petite assiette de féculents (120 g cuits) ou trois petites tranches de pain.

• Un laitage (yaourt nature, fromage blanc battu, deux petits-suisses) ou 40 g de fromage < 45 % MG, éventuellement.

• Un fruit de saison (compote ou salade de fruits « maison »), ou une pomme râpée, ou une poire ou une pêche ou une banane très mûre.

• 5 g de beurre ou 1/2 cuillère à soupe d'huile.

Soir

• Un potage « maison », ou 100 g de légumes verts cuits (sauf artichaut, brocoli, céleri rave, chou, choux de Bruxelles, choucroute, concombre, cresson, échalote, épinards, navet, poivron, petits pois, radis, rhubarbe, salsifis).

• Une petite portion de féculents ou deux tranches de pain (120 g).

• Un poisson, ou un œuf, ou une viande blanche, ou une volaille (100 g).

• Un laitage ou du fromage, éventuellement.

• Un fruit (compote ou salade de fruits « maison »), ou une pomme râpée, ou une poire ou une pêche ou une banane très mûre.

• 5 g de beurre ou 1/2 cuillère à soupe d'huile.

Si vous avez faim dans la journée : prenez un laitage nature, 20 g de fromage maigre éventuellement, avec une biscotte.

Buvez régulièrement. Vous pouvez boire un verre de vin trois fois pendant la semaine. Ne dépassez pas trois cafés ou trois thés dans la journée.

Sport

Vous n'êtes pas sportif

20 mn de marche rapide, deux à trois fois par jour, trois jours dans la semaine.

Vous êtes un peu sportif

Trois séances de 30 mn d'un sport de votre choix : jogging lent, natation (crawl et brasse), vélo (10 à 15 km) plus deux heures de marche/promenade le week-end.

4e SEMAINE
Diététique

Matin

• Une boisson sans sucre : thé, café, tisane, infusion, eau…

• Pain (30 g de baguette ou six biscottes) avec 5 g de beurre ou de margarine, ou une cuillère à café de gelée de confiture, ou trois gâteaux secs ou biscuits.

• Un laitage (un bol de lait 1/2 écrémé ou écrémé, ou un yaourt nature, ou 100 g de fromage blanc battu à 20 % de MG, ou deux petits-suisses à 30 % de MG) ou 30 g de fromage autorisé (gruyère, cantal doux, emmenthal, comté, port-salut, hollande).

• Une compote « maison », ou une salade de fruits « maison », ou une pomme râpée, ou une poire ou une pêche ou une banane très mûre.

• Un blanc de volaille, ou une tranche de jambon maigre, ou 30 g de fromage < 45 % de MG, éventuellement.

• Un fruit de saison (entier ou en jus « maison » selon votre tolérance digestive et si vous avez atteint vos objectifs).

Midi

• Une salade ou 200 g de légumes verts cuits (tous, selon tolérance).

• 150 g de poisson, ou de volaille, ou de viande blanche, ou 120 g de viande rouge (toutes, selon tolérance – ne pas dépasser trois fois par semaine pour les moins bien acceptées).

• Une petite assiette de féculents (120 g cuits) ou trois petites tranches de pain complet.

• Un laitage (yaourt nature, fromage blanc battu, deux petits-suisses) ou 40 g de fromage < 45 % MG (ou plus si vous avez atteint vos objectifs).

• Un fruit de saison (ou un dessert peu sucré : compote, tarte aux fruits, salade de fruits « maison » si vous avez atteint vos objectifs). Tous les fruits, selon tolérance.

• 5 g de beurre, ou 1/2 cuillère à soupe d'huile, ou 1/2 cuillère à soupe de vinaigrette, ou une cuillère à soupe de vinaigrette allégée « maison » (selon tolérance).

• Un verre de vin, éventuellement.

Soir

• Un potage maison, ou une salade, ou 100 g de légumes verts cuits (tous, selon tolérance).

• 120 g de féculents (ou deux petites tranches de pain).

• Un poisson, ou un œuf, ou un blanc de volaille (100 g), ou des protéines d'origine végétale.

• Un laitage (yaourt nature, fromage blanc battu, deux petits-suisses) ou du fromage, éventuellement.

• Un fruit (tous, selon tolérance).

• 5 g de beurre, ou 1/2 cuillère à soupe d'huile, ou 1/2 cuillère à soupe de vinaigrette, ou une cuillère à soupe de vinaigrette allégée « maison ».

• Un verre de vin, éventuellement.

Ne prenez pas deux plats mal tolérés (par exemple : viande rouge et salade ou fruit) au cours d'un même repas.

Si vous avez faim dans la journée : prenez un laitage nature, 20 g de fromage maigre éventuellement, avec une biscotte. Revoyez à la hausse les rations du matin ou du midi, vous ne devriez plus avoir faim en dehors des repas !

Buvez régulièrement. Ne dépassez pas trois cafés ou trois thés dans la journée.

Sport

Vous n'êtes pas sportif

20 à 30 mn de marche rapide, deux à trois fois par jour, trois jours dans la semaine. Vous pouvez remplacer une journée « marche » par 30 mn de natation ou 30 mn de gymnastique en salle.

Vous êtes sportif

Trois séances de 30 mn d'un sport de votre choix : jogging lent, natation (crawl et brasse), vélo (10 à 20 km) plus deux heures de marche/jogging le week-end.

Persévérez dans le yoga, le tir à l'arc, la gym aquatique…

COMPLÉMENTS NUTRITIONNELS (SELON LES BESOINS)

Au cours de votre programme, les compléments alimentaires vous aideront à apaiser votre stress. Vous serez plus calme pendant la journée et, lors des repas, vous contrôlerez mieux vos prises alimentaires.

D'autres compléments nutritionnels vous permettront de vous sentir moins ballonné, d'avoir l'abdomen moins tendu. Ils vont améliorer votre digestion.

Le millepertuis

Autrefois, il passait pour une plante magique qui éloignait les mauvais esprits. Nos ancêtres ne se trompaient pas, puisque aujourd'hui, il a été démontré qu'il a le pouvoir de chasser les mauvais génies de notre époque :

stress, angoisse et dépression ! Antidépresseur, tranquillisant, apportant bien-être et sérénité, le millepertuis a fait ses preuves, et a la même efficacité que le Prozac, effets secondaires en moins. Prendre des gélules de 250 mg.

Le gaba

Le gaba est un messager chimique cérébral. Lorsque sa synthèse est perturbée, cela se traduit par des troubles psychiques plus ou moins graves : insomnie, anxiété. La complémentation en cet acide aminé représente un réel traitement anti-stress.

Le magnésium

Il est indispensable au bon fonctionnement des échanges énergétiques à l'intérieur de la cellule, ainsi qu'à la transmission de l'influx nerveux dans le muscle. Les cellules nerveuses et musculaires sont particulièrement sensibles aux variations des taux de magnésium. Sa carence est responsable de fatigue accompagnée de crampes musculaires. Les hormones sécrétées lors du stress, en particulier par les glandes surrénales, augmentent l'élimination du magnésium par l'urine. Or, le manque de magnésium rend encore plus sensible au stress, ce qui engendre un véritable cercle vicieux.

Lorsque l'on est stressé, on est « crispé ». Minéral de la relaxation musculaire, le magnésium pris en complément alimentaire suffit souvent pour se sentir nettement mieux.

Les draineurs

Il existe des complexes de plantes digestives tout à fait indiquées en cas de « ventre ballonné ». Le stress entraîne une mauvaise digestion et certaines plantes peuvent faire des miracles sur ce terrain. Romarin, menthe, mauve, angélique, origan... Des complexes existent, mais rien ne vous empêche d'ajouter ces herbes à votre alimentation quotidienne, ou de les consommer en tisane ou infusion.

LA DIÉTÉTIQUE APRÈS LE RÉGIME

Pensez toujours à manger dans le calme, en prenant soin de mastiquer correctement, en ne faisant rien d'autre (regarder la télé, lire le journal...) pendant le repas.

Les règles de la diététique sont fondées sur le régime de la 4e semaine. Si vous avez un repas plus copieux, revenez aux menus de la 3e semaine pendant deux jours.

Le matin, vous pouvez pratiquement manger ce qui vous plaît, en prenant soin de toujours y associer des aliments riches en sucres complexes et bien tolérés sur le plan digestif. Si vous avez très faim, mangez plus de pain et associez un laitage (yaourt, fromage blanc battu, petits-suisses) à 40 g de fromage < 45 % MG.

Si vous avez faim à midi, ajoutez deux tranches de pain à la ration de féculent. Un dessert plus « sucré » est possible une à deux fois par semaine, à condition que la balance soit d'accord !

Pour le repas du soir, restez sage le plus longtemps possible. Si vous devez participer à un dîner plus abondant, reportez-vous au chapitre 7, « Les conditions particulières ».

Apprenez à reconnaître les aliments que vous tolérez mal. Vous serez pratiquement obligé de ne jamais consommer certains d'entre eux, qui déclencheront toujours en vous les mêmes effets indésirables. Trouvez donc ceux que vous pouvez manger assez régulièrement, en prenant soin de surveiller vos réactions. Si, de nouveau, votre ventre ballonne et vous gêne, supprimez tous les aliments mentionnés comme « déconseillés » en page 132-133.

LE SPORT APRÈS LE RÉGIME

L'activité physique que vous devriez conserver correspond au rythme de la 4e semaine, mais le plus sera le mieux. Si vous aimez les pratiquer, orientez-vous vers des sports plus relaxants, qui ne vous demanderont pas de déployer une énergie considérable.

4 – COMBIEN DE KILOS AUREZ-VOUS PERDUS APRÈS CE PROGRAMME ?

L'amaigrissement dépendra de la vitesse à laquelle votre corps se sera « déstressé ». Cependant, vous pouvez compter perdre entre 3 et 5 kilos avec ce programme. Plusieurs cures successives sont possibles, qu'il est possible de renouveler dans l'année, sans danger.

Le sport et la relaxation sont de très précieux alliés, ne les négligez pas. Réfléchissez à une activité qui vous convienne et que vous pourrez continuer à pratiquer après votre amaigrissement. Elle sera de grande utilité pour fixer vos acquis et aider votre organisme à ne pas replonger.

Ne vous pesez pas tous les jours, surtout si vous êtes d'une nature « angoissée de la balance ». Une fois par semaine, voire tous les quinze jours, est un rythme suffisant. Par la suite, une pesée par mois reste indispensable.

LES MENUS « STRESS »
« Stress » : semaine 1 du menu été

	Lundi	Mardi	Mercredi	Jeudi	Vendredi	Samedi	Dimanche
Petit déjeuner	Votre boisson*, pain beurré, yaourt nature, nectarine	Votre boisson*, yaourt, biscottes beurrées, gelée, kiwi	Votre boisson*, gâteaux secs, yaourt, pêche	Votre boisson*, pain beurré, gelée, fruits rouges, fromage blanc	Votre boisson*, toast beurré, fromage blanc battu avec morceaux de fruits	Votre boisson*, pain beurré, gelée, lait, banane très mûre	Votre boisson*, une tranche de biscuit, fromage blanc battu nature, compote
Déjeuner	Truite au four, pomme vapeur, aubergines, yaourt, poire pochée	Steak de cheval, carottes nouvelles, champignons de Paris, faisselle allégée, compote	Omelette, coquillettes, courgettes au four, pomme râpée à la sève du kitul (cf. annexe 5)	Poulet grillé, pâtes fraîches, aubergines au four, yaourt aux fruits rouges	Bar grillé, pommes vapeur, courgettes vapeur, petits-suisses, banane écrasée	Escalope de veau, champignons, riz, yaourt, salade de fruit maison	Darnes de colin au four, pommes de terre en robe des champs, asperges, poire pochée
Dîner	Omelette aux fines herbes, laitue braisée, pain, poires cuites	Poulet au citron, champignons de Paris, pêche poêlée, pain	Haricots verts, jambon de poulet, petits suisses, compote, pain	Tomate provençale, filets de poisson au court bouillon, pain, brugnon	Œufs coque, haricots verts, pommes de terre au four yaourt brugnon	Poulet rôti, tomates au four, faisselle allégée, nectarines, pain	Salade composée (maïs, haricots verts champignons) yaourt, pain, compote

* Chaude ou froide, sans sucre. Café, thé nature ou aromatisé, tisane, infusion, eau…, n'hésitez pas à varier selon vos goûts.

« Stress » : semaine 1 du menu hiver

	Lundi	Mardi	Mercredi	Jeudi	Vendredi	Samedi	Dimanche
Petit déjeuner	Votre boisson*, pain beurré, un bol de lait, compote maison	Votre boisson*, biscottes beurrées, gelée, yaourt, poire	Votre boisson*, gâteaux secs, petits-suisses, poire	Votre boisson*, pain beurré, gelée de coing, yaourt, pomme râpée	Votre boisson*, toast beurré, fromage blanc battu avec morceaux de banane	Votre boisson*, pain beurré, gelée de mûre, petits-suisses, compote pomme-banane-châtaigne	Votre boisson*, tranche de biscuit, fromage blanc battu nature, compote
Déjeuner	Colin en papillote, pommes de terre et carottes, yaourt, pomme râpée au miel	Steak, champignons de Paris, riz, faisselle allégée, compote des trois pommes	Aiguillettes de canard poêlées, pommes de terre, céleri, yaourt, salade de fruits	Blanquette de veau, carottes, fromage blanc battu, compote de pomme et châtaignes	Filet de sole, pommes vapeur, haricots verts faisselle allégée, compote de poires	Escalope de veau aux champignons, pain, yaourt, salade de fruit maison	Poulet froid, marrons, aubergine au four, yaourt, compote de pommes et poires
Dîner	Endives au jambon, riz, pain, salade de fruits	Œufs cocotte, courgettes en gratin léger, pain, pomme au four	Lapin en papillote, coquillettes, courgettes au four, fromage blanc battu, poire pochée	Tomates farcies à la volaille, riz, yaourt, compote	Champignons poêlés, pommes de terre, cantal, yaourt, salade de fruits	Poulet au four sauce au fromage blanc et aux herbes, pain, poire	Mijotée de veau en cocotte, pommes de terre, petits suisses, compote

* Chaude ou froide, sans sucre. Café, thé nature ou aromatisé, tisane, infusion, eau…, n'hésitez pas à varier selon vos goûts.

« Stress » : semaine 2 du menu été

	Lundi	Mardi	Mercredi	Jeudi	Vendredi	Samedi	Dimanche
Petit déjeuner	Votre boisson*, Pain de mie grillé, lait, carré frais, pomme	Votre boisson*, pain beurré, gelée, petits-suisses, poire	Votre boisson*, toast beurrés, yaourt, compote	Votre boisson*, pain grillé, beurre, chèvre frais, fruit râpé	Votre boisson*, biscuits, petits-suisses aux morceaux de mangue	Votre boisson*, pain beurré, gelée de mûre, fromage blanc battu à l'ananas	Votre boisson*, gâteaux secs, petits-suisse, kiwi
Déjeuner	Veau aux herbes de Provence, riz, yaourt, compote	Rôti de bœuf, pommes de terre, concombre à la poêle, papaye	Colin en papillote, carottes au four, pain, faisselle allégée, nectarine	Poulet au herbes, pommes de terre et courgettes au four, compote	Petits rougets en papillote à la tomate, riz, yaourt, brugnon	Lapin à la moutarde, pain, aubergines, faisselle allégée, pomme râpée	Filet de bœuf pommes de terre au four, champignons, petits-suisses, nectarine
Dîner	Tomate mozzarella, riz, fromage blanc battu, salade des trois pommes au kiwi	Haricots verts et blancs en salade, œuf dur, yaourt, fruits rouges au four	Sot-l'y-laisse de dinde et aubergines en cocotte, pain, soupe de fruits exotiques	Filets de truite de mer, pommes de terre et salade vapeur, yaourt, brugnon	Têtes de champignons de Paris farcies à la volaille, pain, ananas	Endives braisées, jambon de pays dégraissé, petits-suisses aux fruits rouges, pain	Courgettes et riz au four, blanc de volaille, yaourt, pêche

* Chaude ou froide, sans sucre. Café, thé nature ou aromatisé, tisane, infusion, eau…, n'hésitez pas à varier selon vos goûts.

« Stress » : semaine 2 du menu hiver

	Lundi	**Mardi**	**Mercredi**	**Jeudi**	**Vendredi**	**Samedi**	**Dimanche**
Petit déjeuner	Votre boisson*, biscottes beurrées, gelée de fruits rouges, compote, yaourt	Votre boisson*, pain de mie beurré, compote, yaourt	Votre boisson*, lait chaud, pain grillé beurré, salade de fruits	Votre boisson*, lait, pain blanc, gelée de mûres, poire	Votre boisson*, toast beurré, yaourt, morceaux de fruits	Votre boisson*, biscuits, petits-suisses, compote	Votre boisson*, gâteaux secs, yaourt, kaki
Déjeuner	Jarret de veau, carottes et pommes de terre en cocotte, yaourt nature, mangue	Filets de sole, riz, haricots verts, fromage blanc battu, poires coupées	Poulet rôti, poireaux, pâtes, compote de pommes et de poires	Escalope de dinde, purée de carottes et de pommes de terre, yaourt, banane	Filets de cabillaud, terrine de légumes, pâtes, faisselle allégée, pomme cuite	Asperges, raie au citron, riz, fromage blanc battu, salade de fruits	Gambas, pommes vapeur, haricots verts, petits-suisses, compote
Dîner	Poulet au pot, ses légumes verts et pommes de terre, pomme au four	Omelette aux nouilles et fines herbes, fromage blanc, salade de fruits	Colin et riz en salade, petits suisse, poires pochées	Cuisse de canard, haricots verts, pain, faisselle allégée, pomme râpée	Potage de légume maison, darnes de colin au court bouillon, pain, compote	Poulet en papillote, concombre et riz à la poêle, poire au sirop léger	Pommes de terre farcies au poisson, fromage blanc battu aux kiwis

* Chaude ou froide, sans sucre. Café, thé nature ou aromatisé, tisane, infusion, eau…, n'hésitez pas à varier selon vos goûts.

« Stress » : semaine 3 du menu été

	Lundi	Mardi	Mercredi	Jeudi	Vendredi	Samedi	Dimanche
Petit déjeuner	Votre boisson*, pain beurré, cerises	Votre boisson*, semoule au lait, fraises	Votre boisson*, pain beurré, gelée de fruits rouges, yaourt	Votre boisson*, pain beurré, petits-suisses, fruits rouges	Votre boisson*, toast beurré, deux petits-suisses, compote	Votre boisson*, pain beurré, petits-suisses, soupe de fruits rouges	Votre boisson*, gâteaux secs, fromage blanc battu, abricots très mûrs
Déjeuner	Filets de rascasse à la fondue de tomates, riz, gratin de fruits rouges	Steak tartare, pommes vapeur, salade cuite, fromage blanc battu aux pêches	Foie de volaille au cumin, aubergines, pain, yaourt, fraises à la crème allégée	Polenta au fromage, poulet vapeur, banane	Filets de raie à la fondue de poireaux, pain, fromage blanc aux herbes, compote de fruits	Riz au curry et aux crevettes, champignons, petits-suisses, mangue au sirop épicé	Turbot au basilic, bettes gratinées, flognarde aux nectarines
Dîner	Salade de maïs aux haricots rouges, colin au court-bouillon, poires au romarin	Velouté de carottes glacé, filets de limande au citron, salade de fruits	Sardines en papillote, légumes vapeur, petit suisse, compote d'abricots	Poulet, petits pois braisés à la laitue, fromage blanc, soupe de fraises à la menthe	Filets de carrelet au concombre, pain, yaourt, pêches gratinées au four	Filets de poissons blancs, courgettes, pain, framboises	Filets de hareng doux fumés aux pommes de terre, pastèque en salade de fruits

* Chaude ou froide, sans sucre. Café, thé nature ou aromatisé, tisane, infusion, eau..., n'hésitez pas à varier selon vos goûts.

« Stress » : semaine 3 du menu hiver

	Lundi	Mardi	Mercredi	Jeudi	Vendredi	Samedi	Dimanche
Petit déjeuner	Votre boisson*, riz au lait, kiwi	Votre boisson*, semoule au lait, mangue	Votre boisson*, pain beurré, gelée de coing, yaourt	Votre boisson*, pain beurré, petits-suisses, compote	Votre boisson*, toast beurré, petits-suisses, pomme râpée	Votre boisson*, pain beurré, petits-suisses, poire	Votre boisson*, gâteaux secs, fromage blanc battu, kiwi
Déjeuner	Filets de sole, riz, émincé de champignons au citron, faisselle allégée, pommes au four	Cuisse de poulet aux herbes, pommes de terre, salade braisée, fromage blanc, compote	Steak de cheval aux deux haricots, faisselle allégée, kaki	Endives gratinées au fromage, poulet vapeur, poire pochée	Bar sur gros sel au coulis de fenouil, pain, yaourt, compote	Escalope de veau, châtaignes et courgettes, ananas	Aubergines en caviar, jambon de dinde, tarte au riz
Dîner	Velouté de potiron, omelette aux champignons, fromage blanc, mangue	Jambon blanc dégraissé, coquillettes, blancs de poireaux, banane	Gratin de bettes et pommes de terre à la tome de Savoie, kaki	Soupe de céleri, veau en cocotte, carottes, pomme à la cannelle	Truites au basilic, concombre, pain, yaourt, litchis	Volailles au four et leurs deux pommes, fromage blanc battu, poires pochées	Pommes de terre farcies au poisson, laitue vapeur, petits-suisses, compote

* Chaude ou froide, sans sucre. Café, thé nature ou aromatisé, tisane, infusion, eau…, n'hésitez pas à varier selon vos goûts.

« Stress » : semaine 4 du menu été

	Lundi	Mardi	Mercredi	Jeudi	Vendredi	Samedi	Dimanche
Petit déjeuner	Votre boisson*, blanc de volaille, pain beurré, cerises	Votre boisson*, semoule au lait, carré frais, fraises	Votre boisson*, pain beurré, gelée de fruits rouges, œuf dur	Votre boisson*, pain beurré, petits fruits rouges, emmenthal	Votre boisson*, toast beurré, miel, petits-suisses, nectarine	Votre boisson*, petits-suisses, pain beurré, pomme râpée	Votre boisson*, gâteaux secs, blanc de volaille, fromage blanc battu, kiwi
Déjeuner	Omelette au fines herbes, pommes vapeur, cantal doux, salade de fruits	Steak au poivre, chou-fleur Béchamel, fromage basque à la confiture de griottes	Concombre, sole grillée, pommes de terre, fromage blanc à la sève de kitul (cf. annexe 5), pêche	Pièce du boucher, coquillettes, salade, soupe de fruits	Pain de joue de lotte, salade, coquillettes, fromage, prunes	Betterave, steak grillé, spaghettis sauce tomate, salade de fruits	Thon mariné, salade, fromage, compote aux trois pommes
Dîner	Magret de canard, pain, ratatouille froide, yaourt, framboises	Tartare de sardines, pommes vapeur, salade, tarte aux fruits	Salade composée, fromage de brebis, Flan aux œufs	Assiette de crudités, melon, saumon, pomme de terre vapeur, yaourt	Carottes râpées, endives au jambon, gratin de fruits rouges	Salade aux poissons fumés, pain, flan aux abricots	Tomates mozzarella, cuisse de poulet grillée, fromage, pomme au four

* Chaude ou froide, sans sucre. Café, thé nature ou aromatisé, tisane, infusion, eau…, n'hésitez pas à varier selon vos goûts.

« Stress » : semaine 4 du menu hiver

	Lundi	Mardi	Mercredi	Jeudi	Vendredi	Samedi	Dimanche
Petit déjeuner	Votre boisson*, pain beurré, gelée, œuf coque	Votre boisson*, biscottes beurrées miel, yaourt, jambon	Votre boisson*, riz au lait, pain beurré, fromage	Votre boisson*, pain beurré, gelée, compote maison, œuf	Votre boisson*, toast beurré, petits-suisses, pomme râpée	Votre boisson*, lait sucré, crêpes, yaourt nature	Votre boisson*, Deux tranches de biscuit, blanc de volaille, fromage blanc battu.
Déjeuner	Sole grillée, pommes de terre, blanc de poireau, yaourt nature, compote, pain	Betterave, steak grillé, spaghettis au fromage, salade de fruits	Foie poêlé, semoule à la tomate, fromage blanc aux fines herbes, mangue	Rosbif, pommes de terre persillées, champignons de Paris, faisselle à la cannelle, poire	Bar grillé, pommes vapeur, courgettes vapeur, Port-Salut, banane	Blanquette de veau, riz, salade, fromage de Hollande, pêche	Dorade au four, endives, yaourt, tarte aux pommes maison
Dîner	Aiguillettes de canard dégraissées, carottes vichy, saint-paulin, banane, pain	Croquettes de poisson, courgettes, abricots au sirop léger, pain	Omelette aux pommes de terre, cœur de laitue, poire cuites	Boudin aux deux pommes, salade, cantal	Poulet haricots verts, comté, tarte aux poires	Crevettes et crabe, aubergines et riz au four, fromage blanc, compote	Endives au jambon, sauce Béchamel, petits-suisses, poires pochées

* Chaude ou froide, sans sucre. Café, thé nature ou aromatisé, tisane, infusion, eau…, n'hésitez pas à varier selon vos goûts.

6

VOUS ÊTES « MIXTE »

En répondant au questionnaire, vous avez peut-être découvert que vous apparteniez à plusieurs profils. Les trois grands profils peuvent s'associer par paire. Ces associations ne sont en effet pas rares, car le dérèglement du fonctionnement d'une hormone entraîne souvent, par phénomène de ricochet, celui d'autres hormones. Le profil « insuline » peut ainsi se combiner avec le profil « leptine », mais c'est plus volontiers le profil « stress » qui s'associe avec l'un des deux autres. Le stress est responsable du dérèglement de nombreuses hormones, particulièrement au niveau du cerveau lorsque les mécanismes d'adaptation sont débordés. L'une d'entre elles, la sérotonine, régularise l'humeur, le sommeil, les plaisirs et la douleur, mais aussi les envies alimentaires. Lorsque le stress sévit de façon chronique, il peut vous orienter vers l'envie irrésistible d'aliments sucrés.

Parfois, au contraire, le stress débouche vers le profil « leptine », quand vous sautez trop de repas ou que vous mangez de très petites quantités aux repas habituels, ou enfin que votre appétit est bloqué.

1 – Vous êtes « insuline-leptine »

Vous avez tendance à manger peu, mais très sucré. Grignotages et gourmandises remplacent les vrais repas, à l'exception peut-être de celui du soir où, enfin apaisé après une journée de travail, vous prenez une légère collation.

Aux sécrétions de leptine bloquées par les repas sautés ou peu abondants, vous associez des sécrétions trop fortes d'insuline, qui poussent votre organisme à emmagasiner tout ce que vous mangez.

Appliquez le programme alimentaire « leptine », sans toutefois manger les aliments sucrés (gâteaux secs, biscuits, jus de fruits...).

2 – Vous êtes « stress-insuline »

La sérotonine, déréglée par le stress, vous pousse à consommer des aliments sucrés en quantité excessive. Vous pouvez même avoir une attitude compulsive avec la nourriture.

Aux aliments déconseillés en raison du stress, vous devez ajouter ceux qui sont déconseillés aux personnes de profil « insuline ». Vous ne trouverez pas beaucoup de différence entre les deux groupes : les aliments déconseillés dans le premier sont parmi les plus gras et les plus sucrés, comme ceux déconseillés pour le profil « insuline ».

Appliquez le programme alimentaire donné pour le profil « insuline », restriction faite des crudités et des légumes verts à fibres dures, que vous devez éviter pendant les trois premières semaines (artichaut, brocoli, céleri rave, chou, choux de Bruxelles, choucroute, concombre, cresson, échalote, épinards, navet, poivron, petits pois, rhubarbe, salsifis).

3 – Vous êtes « stress-leptine »

Le stress bloque votre organisme. Vous n'avez jamais faim, vous mangez par nécessité, à des heures irrégulières, en petites quantités. Gardez à l'esprit que les aliments les plus dangereux sont ceux de votre profil « stress ». Les aliments sucrés du programme « leptine » sont à considérer avec prudence, surtout en début du régime. Les confitures aux fruits entiers, par exemple, sont à éviter : remplacez-les par des gelées de fruits. Les glaces, sorbets, biscuits, viennoiseries et pâtisseries sont également à proscrire. Soyez très prudent avec les fruits frais. Attention au chocolat et au miel : vous pouvez en consommer, mais avec modération.

Appliquez le programme « leptine », en respectant toujours les restrictions concernant les crudités et les légumes verts à fibres dures.

Progressivement, vous constaterez les bénéfices d'une alimentation saine et variée. Votre abdomen ne gonflera plus sans raison, vous vous sentirez plus léger.

4 – En conclusion

Quel que soit votre cas, n'oubliez pas de poursuivre le programme alimentaire de façon régulière, sans à-coups. Ensuite, continuez d'en respecter les grandes lignes et, surtout, la régularité : cela vous garantira contre les rechutes. Les mauvaises habitudes qui vous ont conduit à prendre trop de poids restent présentes en vous, sous forme de réflexes prêts à resurgir pendant quelques mois encore. Mais aucune situation n'est désespérée ou irréversible. Vous pouvez à coup sûr atteindre votre poids de forme, avec un peu de patience. Lorsqu'il sera stabilisé, vous changerez même de profil, car aucun statut hormonal n'est figé définitivement. Si vous faites, alors, un petit écart, votre organisme s'empressera de le résorber…

« Patience » et « régularité » doivent devenir vos nouvelles devises.

7

LES SITUATIONS PARTICULIÈRES

1 – Vous ne prenez pas de petit déjeuner

Abandonnez cette habitude, malheureusement trop fréquente, si vous voulez contrôler votre poids.

Nous avons faim à des heures régulières (en principe !). Cette sensation est le signe que, programmé par l'habitude ou sollicité par le spectacle ou l'odeur d'un bon plat, notre corps est capable de sécréter des hormones et des sucs digestifs avant même le début d'un repas.

Mais l'organisme est toujours en train d'apprendre. Comme vous avez perdu l'habitude de manger le matin, votre corps a perdu celle de déclencher, peu après votre réveil, les sécrétions digestives et hormonales nécessaires au bon déroulement de la digestion. Vous ne devez pas brutalement changer de rythme. Il faut progressivement vous remettre à prendre un petit déjeuner le matin.

Jeûner au réveil est une mauvaise habitude. Il est possible qu'elle découle d'une mauvaise gestion de votre temps. Vous vous levez trop tard, et vous ne mangez pas avant de partir pour ne pas perdre du temps. C'est une grave erreur : le petit déjeuner est, « énergétiquement » parlant, l'un des moments les plus importants de la journée.

Pour garantir le bon fonctionnement du métabolisme de base, l'organisme a besoin d'énergie en permanence. Si celle-ci vient à manquer, il puise immédiatement dans ses réserves. Ensuite, il déclenche tous les processus hormonaux lui permettant de les reconstituer, plus importantes qu'elles n'étaient auparavant (« au cas où »). En résumé, vous allez grossir sans beaucoup manger car, en ne vous nourrissant pas le matin, vous stockez le maximum de calories lors des autres repas.

Exemples de petits déjeuners « a minima » pour habituer son organisme :

	Insuline	**Leptine**	**Stress**
Je prends une boisson (eau, thé, café...) avec un seul des aliments ci-contre :	– 1 bol de céréales + lait écrémé ; – 1 tranche de pain + beurre – 1 yaourt nature ; – 1 fromage blanc ; – 1 fruit.	– 3 gâteaux secs ou biscuits ; – 1 tranche de pain (avec beurre ou confiture) ; – 1 bol de céréales + lait écrémé ; – 1 yaourt nature ; – 1 fruit (entier ou jus).	– 1 tranche de pain (avec beurre ou gelée) ; – 3 gâteaux secs ou biscuits ; – 1 yaourt nature ; – 1 fromage blanc battu ; – 1 compote.
J'emporte l'un de ces aliments :	– 1 fruit ; – 1 fromage blanc ; – 1 yaourt nature ; – 1 tranche de pain + beurre.	– 1 fruit (entier) ; – 1 yaourt ; – 1 tranche de pain (beurre ou confiture) ; – 3 gâteaux secs.	– 1 compote ; – 1 fromage blanc ; – 1 yaourt ; – 3 gâteaux secs ou biscuits ; – 1 tranche de pain (beurre ou petit pot de gelée).
Surtout : je pense à augmenter mes apports régulièrement.			

Les conseils suivants vous aideront à trouver un meilleur rythme. Vous saurez que vous avez gagné la partie quand vous aurez faim le matin !

Tout d'abord, levez-vous assez tôt, pour disposer de dix à quinze minutes entièrement consacrées au petit déjeuner. Asseyez-vous à table, dans le calme, sans télévision ni radio.

Sélectionnez un ou deux aliments parmi ceux qui sont conseillés pour votre profil. Mastiquez lentement.

Dès que vous le pourrez, augmentez progressivement votre ration du matin pour atteindre les objectifs que nous avons précédemment définis.

Vous pouvez aussi fractionner le petit déjeuner, en emportant, pour plus tard, le « complément » que vous n'aurez pas mangé à la maison.

Cette méthode vous permettra, sans vous brusquer, de vous habituer progressivement à des petits déjeuners plus copieux.

Si vous avez besoin de beaucoup de sommeil, avancer votre réveil continuera à vous poser un problème. Prévoyez des petits déjeuners rapides, qui vous prendront moins de dix minutes, et emportez ce que vous n'avez pas mangé avec vous. Ayez toujours dans vos placards un paquet de céréales ou de biscottes (selon votre profil), conservez du pain au congélateur. Préparez des riz au lait ou des semoules au lait demi-écrémé, éventuellement sucrées au fructose.

Si, en dépit de tous vos efforts, vous trouvez que le petit déjeuner de la quatrième semaine est trop abondant, il vaut mieux abandonner les protéines (blanc de volaille, œuf, etc.). Ne négligez surtout pas les amidons : ils ont le meilleur effet rassasiant.

2 – Vous n'avez pas le temps de déjeuner

Réunions de travail, peu de temps libre à midi, envie d'aller faire des courses… Dans la mesure de vos possibilités, organisez toujours votre emploi du temps de façon à manger en milieu de journée, sur place ou, mieux encore, à la maison.

Ne sautez aucun déjeuner pendant le programme des quatre premières semaines. Par la suite, vous pourrez aménager vos rythmes alimentaires.

Évitez les salades composées contenant du poisson ou des crustacés. Hormis quelques exceptions, elles sont beaucoup trop salées, souvent trop riches (sauce, mayonnaise…), et ne vous rassasieront que peu de temps. Il en est de même pour les salades préparées que l'on trouve au rayon frais des grands magasins et chez les traiteurs.

Pendant les quatre premières semaines, si votre horaire prévu vous laisse peu de temps pour déjeuner, compensez les apports manquants dès le matin. Pour cela, augmentez la ration d'amidon du petit déjeuner (pain, céréales… selon votre profil) et ajoutez une ration de protides faciles à digérer (blanc de volaille, jambon, œuf, fromage maigre ou laitage, ou protéines d'origine végétale, selon vos goûts, votre tolérance et votre profil).

Vous pouvez aussi confectionner à l'avance des repas à emporter et à manger sur place. Il va sans dire qu'ils doivent correspondre à votre profil. Dans le réfrigérateur, ayez toujours de quoi préparer un menu pique-nique en accord avec votre programme, pour éviter de reprendre des aliments dangereux pour votre ligne.

Si vous avez la possibilité de faire réchauffer des aliments sur votre lieu de travail, faites-le pendant toute la durée du programme. N'oubliez pas de sortir pour vous aérer. Vous trouverez ci-après quelques exemples des plats que vous pourrez emporter dans une boîte hermétique.

Vous êtes « insuline »

- *1re semaine*

Une salade composée contenant : une salade verte ou un légume vert cuit, quelques féculents (pâtes, pomme de terre, riz, lentilles...), un blanc de volaille ou du poisson. Vous pouvez remplacer les féculents par deux tranches de pain. Assaisonnez avec une vinaigrette allégée « maison » ou du fromage blanc battu aux herbes (en remplacement du laitage).

Terminez par un yaourt ou du fromage blanc battu, et un fruit.

- *2e et 3e semaines*

Apportez de la variété à ces menus en changeant les ingrédients, et augmentez les quantités.

- *4e semaine*

De temps à autre, par exemple le jour où vous souhaitez faire des courses, vous pouvez remplacer la salade composée par un sandwich aux crudités et au poulet, que vous aurez eu soin de préparer sans mayonnaise ! Si vous l'achetez chez un commerçant, demandez-lui de le préparer sans sauce.

Ajoutez alors un laitage ou du fromage (< 45 % MG) et un fruit.

Ne restez pas le ventre vide.

- *Par la suite*

Le verdict de la balance est-il positif ? De temps à autre, vous pouvez remplacer le fruit par un dessert peu sucré comme une tarte aux fruits, surtout si elle est « maison ». Pas plus d'une ou deux fois par semaine au début.

Méfiez-vous des entremets et desserts industriels, ce sont rarement de bons amis.

Vous êtes « leptine »

• *1re semaine*

Une salade composée contenant : une salade verte, ou des crudités, ou un légume vert cuit, quelques féculents (pâtes, pommes de terre, riz, lentilles...), un blanc de volaille ou du poisson. Assaisonnez avec une vinaigrette allégée « maison » ou du fromage blanc battu aux herbes (en remplacement du laitage). Si vous avez de l'appétit, vous pouvez remplacer le féculent par deux tranches de pain.

Prenez aussi un fruit ou un jus de fruit sans sucre ajouté.

• *2e et 3e semaines*

Apportez de la variété à ces menus en changeant les ingrédients, et augmentez les quantités.

• *4e semaine*

Vous pouvez de temps en temps remplacer la salade composée par un sandwich crudités-poulet ou crudités-thon, que vous aurez eu soin de préparer sans mayonnaise ! Si vous l'achetez chez un commerçant, demandez-lui de le préparer sans sauce.

Ajoutez alors un laitage ou du fromage (< 45 % MG) et un fruit.

Vous êtes « stress »

• *1re semaine*

Une salade composée contenant : une salade verte ou un légume vert cuit (sauf brocoli, céleri rave, chou, petits pois, salsifis), quelques féculents (pâtes, pomme de terre, riz, lentilles...), un blanc de volaille ou du poisson maigre. Assaisonnez avec une vinaigrette allégée « maison » ou du fromage blanc battu aux herbes (en remplacement du laitage). Si vous avez de l'appétit, vous pouvez remplacer le féculent par deux tranches de pain.

Terminez par une compote ou une salade de fruit, sans sucre.

• *2e et 3e semaines*

Apportez de la variété à ces menus en changeant les ingrédients et augmentez les quantités.

• *4e semaine*

Très exceptionnellement, vous pouvez remplacer la salade composée par un sandwich au jambon et au gruyère, sans beurre, dans lequel il sera bon d'ajouter une belle feuille de salade.

Ajoutez alors un laitage, du fromage si vous avez faim (< 45 % MG), et un fruit.

3 – Vous allez souvent au restaurant

Vous courez un danger, surtout dans la phase initiale du programme ! Manger des mets que l'on ne prépare pas soi-même vous fait risquer d'absorber trop de graisses, trop de sucres, ou trop des deux. Un danger d'autant plus grand que, dans un restaurant, le chef s'efforce de faire une cuisine élaborée pour séduire le client.

Difficile, parfois, d'échapper à l'apéritif. Demandez alors un jus de tomate, un verre de vin blanc ou rouge, voire une coupe de champagne ! Refusez les alcools sucrés, mieux vaut encore un jus de fruit.

Apprenez à lire la carte entre les lignes. Vous pourrez débusquer les plats qui vous conviennent. Au besoin, informez-vous sur leur composition : qu'y a-t-il, exactement, par exemple, dans le carré d'agneau au coulis d'aubergines ?

Quand cela est possible, commandez une salade en entrée. Si votre profil vous permet de manger des crudités, demandez expressément que la sauce soit servie à part.

Choisissez pour plat principal le poisson-pomme vapeur, ou un équivalent. Il est sans risque, quel que soit votre profil. Vous pouvez aussi opter pour une viande avec des légumes verts. Une ou deux tranches de pain vous apporteront les fibres nécessaires. Pas de frites ! Elles restent interdites pendant la phase d'amaigrissement. Après, on verra.

Évitez le fromage si les plats vous ont apporté suffisamment de matières grasses. En revanche, il n'est pas interdit quand vous ne prenez pas de dessert.

Il est parfois difficile de demander un fruit, sauf si vous allez régulièrement dans le même restaurant. Dans ce cas, le patron comprendra certainement votre requête. Bannissez les crèmes à la vanille, les mousses au chocolat, tous les desserts industriels. Choisissez plutôt des desserts à base de fruits, une tarte par exemple. Après la troisième semaine, si vous repérez sur la carte le dessert de vos rêves, pour lequel vous savez déjà que vous allez « craquer », ne mangez ni pain ni farineux pendant le repas. Bref, exceptionnellement, faites-vous plaisir. Ce dessert constituera votre apport en glucides.

Dans les restaurants asiatiques, commandez des plats cuits à la vapeur et du riz nature. Évitez le riz cantonnais, le bœuf à la sauce aigre-douce, le porc grillé : ils sont beaucoup trop sucrés ou trop gras. Pour le dessert, choisissez une salade de fruits.

Si le menu est italien, commandez des pâtes avec du fromage râpé. Vous n'aurez pas besoin de manger du pain et vos apports seront complets. Les fanatiques de la pizza devront choisir la moins grasse, mais c'est difficile ! Attention au chianti !

Le couscous des restaurants maghrébins, ainsi que les tajines, sont conciliables avec votre programme. Évitez les viandes grasses, privilégiez les légumes et n'abusez pas de la semoule. Les vins du Maghreb, très titrés en alcool, peuvent donner mal à la tête. Quant aux loukoums et autres délices sucrés, n'y pensez même pas !

En revanche, n'oubliez pas les petits « trucs » bien connus, mais qu'il faut avoir le courage d'appliquer : ne mangez pas les sauces, dégustez lentement, buvez un seul verre de vin et peu d'eau pendant le repas. Si la nourriture est très riche, sortez de table en ayant un peu faim. Vous comblerez le manque par une collation que vous aurez préparée à l'avance.

Ne vous laissez donc pas trop aller à la tentation, et équilibrez vos menus sur la journée. Mais n'allégez pas votre petit déjeuner pour autant.

Compensez aussi en redoublant votre activité physique. Avez-vous remarqué combien on se sent lourd après un repas trop copieux ? Il suffit pourtant d'une bonne séance de marche « digestive » pour se remettre en forme.

4 – Un repas de fête est prévu dimanche

Vous pouvez appliquer les mêmes petits « trucs » que pour les repas au restaurant. Il faut ici distinguer deux situations.

Le repas a lieu chez des amis

Sans offenser vos hôtes, mangez avec modération. Si la nature vous a doté d'un appétit solide, et que vous craignez de vous laisser tenter, prenez un potage, un laitage et un fruit avant de partir.

Dans la mesure du possible, mais sans vous priver d'accepter une invitation de dernière minute, essayez de programmer ce genre de repas, tout au moins pendant votre cure. Vous pourrez ainsi équilibrer vos menus sur les jours qui précèdent et qui suivent l'événement. Au cours de cette période, ne commettez aucun écart, contrôlez rigoureusement les apports en graisses et en sucres d'assimilation rapide. Si vous êtes en phase de stabilisation, reprenez le régime de base de la 3e semaine. Dans le cas d'une invitation surprise, notez bien ce que vous mangez et ajustez en conséquence vos menus des trois jours suivants. Pendant ce temps, n'acceptez aucune autre invitation.

Vous pouvez demander à des amis très proches de préparer des plats que vous pourrez manger. Si ce sont des amis moins intimes, je vous déconseille d'avouer que vous contrôlez votre alimentation. C'est le meilleur moyen d'inciter quelqu'un à vous faire « craquer », de lui offrir l'occasion de jouer au tentateur sans mauvaises intentions puisque, comme chacun sait, « manger ne peut pas faire de mal ». Seuls vos véritables amis sauront résister à ce malin plaisir !

A l'apéritif, demandez un jus de tomate ou de fruit, ou un verre de vin si l'alcool est de rigueur. Ne tendez pas la main vers les amuse-gueules, ils sont mauvais pour votre régime.

A table, si vous gardez votre verre plein, personne ne le remplira ! Demandez un autre verre pour l'eau (si vous ne l'avez déjà).

Servez-vous normalement, mais mangez lentement pour ne pas être invité à vous resservir. Pendant que vous viderez votre assiette, les autres convives pourront se servir plusieurs fois. Ne vous laissez pas tenter et apprenez à dire non. Au pire, prétextez un léger embarras gastrique. Ne finissez pas la sauce !

Prenez une part de dessert si vous l'aimez. Sinon, demandez un fruit.

Malgré vos efforts, la balance dénonce un excès dès le lendemain ? Rien de grave, et vous savez pourquoi. Respectez scrupuleusement, pendant quelques jours, la diététique adaptée à votre profil.

Le repas a lieu chez vous

Vous n'avez plus d'excuses. Pour l'apéritif, préparez des petits légumes crus et des sauces au fromage blanc allégé, que vous pouvez accommoder comme vous le désirez (herbes, ail, oignon, échalote, moutarde...). Prévoyez plusieurs variétés de légumes et de sauces. Si votre profil et votre tolérance digestive ne vous autorisent pas les crudités, mangez deux ou trois biscuits apéritifs et quelques dés de fromage à faible teneur en matière grasse. Vous pouvez aussi déguster les biscuits apéritifs et les fromages avec les sauces de votre fabrication.

Vous êtes à même de choisir correctement vos boissons : un apéritif sans alcool ou un verre de vin avant le repas (de champagne, si le cœur vous en dit !), mais un seul verre de vin par la suite.

Pour les plats et les desserts, faites travailler votre imagination. Gardez surtout le cap : sus aux calories vides et aux matières grasses en excès. Pour vous aider, vous trouverez en fin d'ouvrage quelques recettes originales adaptées à votre programme.

Dans tous les cas, sachez conserver votre sagesse, sauf circonstance exceptionnelle (anniversaires, fêtes de fin d'année...). Pensez toujours à équilibrer vos apports sur plusieurs jours. Ne commettez pas de nouvel écart « sérieux » tant que votre organisme, votre diététique et votre activité physique seront occupés à résorber le premier. Ceci peut prendre quelques jours, rarement plus de soixante-douze heures si vous êtes en phase de stabilisation.

Menus pour vos réceptions

Profil « insuline »

- Apéritif : jus de tomate aromatisé ou verre de vin, et bâtonnets de légumes crus avec sauces au fromage blanc aromatisées.
- Salade forestière.
- Aiguillettes de canard aux navets et poivre vert.
- Plateau de fromages.
- Aumônières de pommes au pavot.
- Un verre de vin et de l'eau de Badoit pendant le repas.

Profil « leptine »

- Apéritif : jus de tomate aromatisé ou verre de vin, et bâtonnets de légumes crus avec sauces au fromage blanc aromatisées.
- Taboulé à la menthe.
- Darnes de saumon en papillote, avec légumes de saison.
- Plateau de fromages.
- Tarte fine aux pommes.
- Pain autorisé.
- Un verre de vin et de l'eau de Contrex pendant le repas.

Profil « stress »

• Apéritif : verre de vin et cubes de fromage avec sauces aux herbes.

• Courgettes au four à la mozzarella.

• Magret de canard à l'orange avec pommes vapeur.

• Gratin de poires.

• Pain blanc autorisé.

• Un verre de vin et de l'eau de Volvic pendant le repas.

5 – Les en-cas télé

Il est démontré que manger en regardant la télévision réduit considérablement les sécrétions digestives et hormonales. La digestion se fait moins bien. On se sent lourd, ballonné. Ne prenez pas cette mauvaise habitude.

Mais il peut y avoir des exceptions, pour votre film préféré, votre émission fétiche, ou un match que vous ne voulez pas manquer. Que faire d'autre ? Dans ce cas, préparez un plateau conforme à votre profil hormonal. Rien de plus simple.

Vous êtes « insuline » ou « leptine »

Le principe est le même. Composez une salade avec :

• une salade verte ou des crudités ou un légume vert cuit ;

• quelques féculents (pâtes, pomme de terre, riz, lentilles…) ;

• un blanc de volaille, ou du jambon, ou du poisson, ou une tranche de rôti froid ;

• assaisonnez avec une vinaigrette allégée « maison » ou du fromage blanc battu aux herbes.

Si vous ne voulez pas de viande, remplacez-la par un laitage ou 40 g de fromage. Vous pouvez remplacer le féculent de la salade par deux tranches de pain. Vous pouvez ajouter un fruit et/ou un laitage si vous avez particulièrement faim. Pensez toujours à associer les féculents et les légumes verts.

Vous êtes « stress »

Préparez une salade composée avec :

• une salade tendre ou un légume vert cuit (sauf brocoli, céleri rave, chou, petits pois, salsifis) ;

• quelques féculents (pâtes, pomme de terre, riz, lentilles...) ;

• un blanc de volaille ou du poisson maigre, ou une tranche de rôti ou de jambon blanc dégraissé ;

• assaisonnez avec une vinaigrette allégée « maison » ou du fromage blanc battu aux herbes ;

• ajoutez une compote ou une salade de fruits ou un laitage maigre, sans sucre.

Vous pouvez remplacer le féculent par deux tranches de pain, selon votre appétit. Dans tous les cas, n'oubliez jamais qu'il faut manger des féculents, mais en les associant toujours à des légumes verts. Les premiers apportent l'amidon nécessaire ; les seconds, les fibres qui en facilitent l'assimilation. Pensez également sans cesse à chasser les matières grasses. En contrepartie, vous n'aurez rien à peser.

6 – Vous n'aimez ni le lait ni les laitages

La diététique que je vous propose de suivre fait largement appel au lait, aux laitages et au fromage. Ces produits, d'origine animale, apportent protéines et calcium. Mais ils ont leurs détracteurs. Certes, comme nous l'avons déjà signalé, les produits laitiers contiennent parfois beaucoup de matières grasses. De plus, dans la crème en particulier, le lait véhicule les pesticides et des traces d'engrais utilisés dans l'agriculture. Choisissez soit un lait « bio » qui n'a pas cet inconvénient, soit du lait écrémé ou demi-écrémé, plus digestes et contenant moins de polluants.

N'oubliez pas qu'une bonne assimilation du calcium demande de la vitamine D fabriquée par la peau grâce au soleil. Mais vous pouvez aussi en trouver dans l'alimentation : saumon rose, hareng cru, jaune d'œuf, foie de veau et huître crue.

ALIMENTS À TENEUR CALCIQUE ÉLEVÉE

Lait et produits laitiers	**Produits céréaliers**
– Lait : 1/4 de litre = 310 mg.	– Crème de blé cuite : 125 ml = 100 mg.
– Poudre de lait écrémé : deux cuillères à soupe = 180 mg.	– Muffin au son : 1 = 60 mg.
– Un yaourt nature = 240 mg.	– All Bran : 40 g = 40 mg.
– Cheddar : 100 g = 700 mg.	– Céréales : 100 g = 50 mg.
– Fromage à pâte ferme : 100 g = 750 mg.	– Riz blanc cuit : 180 g = 40 mg.
– Fromage à pâte molle : 100 g = 130 mg.	– Pain blanc : 100 g = 25 mg.
	– Pain complet : 100 g = 40 mg.
Légumes	**Fruits**
– Betterave cuite : 100 g = 100 mg.	– Figue séchée : 5 = 140 mg.
– Chou cuit : 100 g = 100 mg.	– Orange : 1 = 50 mg.
– Pissenlit cuit : 100 g = 100 mg.	– Mûre : 140 g = 45 mg.
– Bette (carde) cuite : 100 g = 80 mg.	– Raisins secs : 90 g = 40 mg.
– Brocoli cuit : 100 g = 100 mg.	– Fruits oléagineux : 100 g = 175 mg.
– Salade, cresson, navet, oignon, persil, olive : 100 g = 100 mg.	**Poissons – Crustacés**
– Haricots blancs cuits : 100 g = 55 mg.	– Saumon en conserve : 90 g = 185 mg.
– Graines de sésame séchées : 10 g = 100 mg.	– Hareng en conserve : 90 g = 130 mg.
– Pois chiches cuits : 100 g = 50 mg.	– Huître crue : 90 g = 85 mg.
	Eaux (mg/litre)
	– Hépar : 555
	– Contrex : 485
	– Vittel : 202
	– Quezac : 250
	– Salvetat : 250
	– Badoit : 200

Il se peut cependant que vous n'aimiez pas le goût du lait.

Vous ne risquez aucune carence si vous ne consommez pas de laitage. Il suffit d'augmenter les rations des autres aliments dans vos menus.

Essayez le lait de soja, qui remplace avantageusement celui de vache. Si vous ne supportez ni l'un ni l'autre, vous trouverez des protéines dans d'autres produits, déjà mentionnés. Sachez aussi que vous n'aurez pas à prendre de médicaments pour vous supplémenter en calcium.

De nombreux aliments contiennent assez de calcium pour couvrir vos besoins quotidiens. Voici quelques exemples.

7 – Vous avez plus de 10 kilos à perdre

Vous trouverez dans ce livre les éléments d'une diététique simple et saine. Ne vous imposez jamais un régime draconien. Il sera difficile de le suivre bien longtemps et vous risquez d'accumuler les frustrations, pour finalement tout arrêter et reprendre plus de poids que vous n'en avez perdu.

Déterminez votre profil hormonal grâce au questionnaire du chapitre 1. Que l'on ait 1, 2 ou 15 kilos à perdre, les mécanismes sont identiques, et les règles diététiques également. Souvenez-vous que perdre du poids trop vite, c'est compromettre sérieusement ses chances de succès à long terme. Il faut laisser le temps à l'organisme de s'adapter et de se « recaler » sur son nouveau poids.

Pour maigrir efficacement et sans risques, suivez les programmes correspondant à votre profil. Pour augmenter leurs effets, prolongez les menus de la première semaine pendant deux semaines, puis procédez de la même manière pour les menus concernant la deuxième semaine. Ensuite, selon l'évolution de votre poids, passez à la troisième semaine puis à la quatrième sur des périodes de une à deux semaines.

CONCLUSION

Vous avez à présent tout en main pour réussir. En lisant ces lignes, vous avez compris pourquoi votre poids refusait jusqu'alors obstinément de « décrocher ». Après avoir déterminé votre profil hormonal, il vous suffit d'appliquer pas à pas le programme alimentaire qui vous est proposé, tout en suivant les exercices physiques et en confortant l'amaigrissement obtenu avec l'aide des compléments nutritionnels. Patience et régularité vous permettront d'atteindre sans encombre votre but.

Par la suite, gardez un œil sur la balance. Ne vous laissez plus déborder. Apprenez à reconnaître les aliments dangereux pour votre ligne et à privilégier ceux qui lui sont bénéfiques. En suivant cette méthode, vous n'aurez pas besoin de peser vos aliments, pas besoin de table calorique. L'alimentation adaptée rendra à votre équilibre hormonal l'harmonie qu'il recherche et votre métabolisme ne s'en portera que mieux.

Faites profiter toute la famille de vos nouvelles habitudes alimentaires. Elles sont saines et chacun peut les suivre, surtout vos enfants. Cependant, ne les brusquez pas dans leurs goûts alimentaires. Faites-les participer. Enseignez-leur le « bien manger ». Un bon moyen d'y arriver est de leur apprendre à cuisiner. Mais avant tout, montrez-leur le bon exemple !

ANNEXES

1 – Recettes

Sommaire des recettes

Condiments de base

• **1** *Compote d'aubergine*

Cette compote se marie particulièrement bien avec la viande de veau ou de lapin, mais aussi avec des poissons de mer.

Ingrédients : 1 kilo d'aubergines, 4 gros oignons, 2 cuillères à soupe d'huile d'olive vierge première pression, sel et poivre.

1. Éplucher les oignons et les détailler en fines lamelles. Réserver.

2. Laver les aubergines et retirer les pédoncules. Garder la peau. Les couper en rondelles d'environ 1 cm d'épaisseur.

3. Mettre les 2 cuillères à soupe d'huile d'olive dans une cocotte à fond anti-adhésif. Faire blondir les oignons émincés.

4. Ajouter les rondelles d'aubergines, saler, poivrer et laisser cuire à feu très doux pendant 5 h en remuant de temps à autre à la cuillère de bois.

5. Verser la compote refroidie dans des petits ramequins.

• **2** *Coulis de tomate*

Ce coulis de tomate peut servir de fond pour préparer des sauces méditerranéennes et orientales. Utilisé chaud, il accompagne les poissons de mer, les pâtes fraîches, le riz. Utilisé bien frais, il accompagne terrine de poisson ou pâté de lapin.

Ingrédients : 2 kilos de tomates, 3 gros oignons, 5 gousses d'ail, 1 bouquet garni, 1 cuillère à soupe de concentré de tomates, 1 cuillère à soupe d'huile d'olive, Tabasco, sel et poivre.

1. Émonder et épépiner les tomates. Couper grossièrement la chair et réserver.

2. Éplucher les oignons puis les émincer en fines lamelles. Réserver.

3. Badigeonner le fond anti-adhésif d'une sauteuse avec un pinceau huilé. Faire fondre les oignons émincés.

4. Lorsqu'ils ont pris une belle couleur, ajouter les tomates en dés, le sel, le poivre et le bouquet garni.

5. Faire réduire pendant 15 à 20 mn.

6. Ajouter en fin de cuisson l'ail écrasé au presse-ail. Bien remuer et laisser réduire pendant encore 2 mn.

7. Retirer le bouquet garni et transvaser le contenu de la sauteuse dans la cuve du mixeur.

8. Mixer jusqu'à ce que le mélange devienne très homogène.

9. Laisser refroidir puis incorporer la cuillère à soupe d'huile. Bien mélanger.

10. Verser dans une saucière pour un service immédiat ou conserver au réfrigérateur quelques jours en cas d'utilisation différée.

• **3** *Sauce à la menthe*

Cette sauce à la menthe est servie avec tous les types de currys, de viandes, de poissons, de légumes. Elle apporte une fraîcheur et une puissance incomparables.

Ingrédients : 1 bouquet de menthe fraîche, 1 petit oignon, 2 gousses d'ail, 1 piment vert, 1/2 verre de vinaigre de vin, sel et poivre.

1. Mettre toutes les feuilles du bouquet de menthe dans la cuve du mixeur.

2. Éplucher l'oignon, le couper en petits morceaux et le placer dans la cuve.

3. Ajouter l'ail broyé au presse-ail, le vinaigre, le piment dont on aura retiré le pédoncule et les pépins, le sel et le poivre.

4. Mixer l'ensemble pendant 1 mn environ.

5. Verser la sauce à la menthe dans des petits pots en terre recouverts d'un papier d'aluminium et laisser refroidir au réfrigérateur.

Il est possible de réduire la quantité de piment, voire de ne pas en mettre. On peut remplacer les feuilles de menthe par des feuilles de coriandre (sauce de coriandre fraîche) ou mélanger dans la cuve du mixeur des feuilles de menthe et de coriandre.

• **4** *Sauce vinaigrette allégée*

Ingrédients : moutarde, sel, poivre, vinaigre, huile, eau.

Mélanger les ingrédients avec, en volume, 1 cuillère à soupe d'huile, 1 cuillère à soupe de vinaigre et 2 cuillères à soupe d'eau.

Cette sauce se conserve un mois au réfrigérateur !

Elle peut être aromatisée selon votre convenance, en ajoutant persil, ail, basilique, échalote ou ciboulette au moment de l'emploi.

Soupes et potages

• **1** *Soupe glacée au melon*

Ingrédients (pour 4 personnes) : 1 gros melon bien mûr, 2 citrons verts, Tabasco, 1 cuillère à café de poivre vert, 1 clou de girofle, 1 poignée de feuilles de menthe, sel.

1. Couper 4 très fines tranches de melon. Réserver au réfrigérateur.

2. Mettre le reste de la chair du melon dans la cuve du mixeur, ajouter le jus des 2 citrons verts, 3 gouttes de Tabasco, saler puis mixer pendant 1 mn. Réserver au réfrigérateur.

3. Remplir un bac à glaçons d'eau puis transvaser cette eau dans une casserole. Porter à ébullition et faire infuser les feuilles de menthe le clou de girofle et les grains de poivre vert pendant une dizaine de minutes. Verser ensuite l'infusion dans le bac à glaçons après avoir filtré les feuilles de menthe, le clou de girofle et les grains de poivre. Mettre au congélateur pendant au moins deux heures.

4. Verser la soupe de melon dans les assiettes creuses, décorer avec quelques feuilles de menthe, les lamelles de melon et quelques grains de poivre vert. Ajouter les glaçons et servir immédiatement.

• **2** *Velouté de tomates au basilic*

Ingrédients (pour 4 personnes) : 1 kg de tomates bien mûres, 2 oignons, 3 cuillères à soupe de feuilles de basilic hachées, 1 gousse d'ail, 2 jaunes d'œuf, 1 dl de crème allégée, 1 tablette de bouillon de volaille dégraissé, 30 cl d'eau, thym en poudre, sel et poivre.

1. Éplucher puis émincer finement les oignons. Réserver.

2. Émonder et épépiner les tomates. Couper grossièrement la chair et réserver.

3. Badigeonner le fond d'une poêle à revêtement anti-adhésif avec un pinceau huilé.

4. Chauffer puis faire blondir les oignons émincés. Lorsqu'ils ont fondu et pris une belle couleur ajouter la chair des tomates et le thym.

5. Faire revenir pendant une dizaine de minutes et verser en fin de cuisson la gousse d'ail écrasée au presse-ail. Réserver.

6. Faire fondre dans une casserole la tablette de bouillon de volaille dans 1/2 l d'eau frémissante puis verser le coulis de tomates en maintenant l'ébullition pendant quelques minutes.

7. Passer le contenu de la casserole au mixeur.

8. Dans une autre casserole, mélanger vigoureusement au fouet la crème allégée et les jaunes d'œufs puis verser le bouillon.

9. Mélanger lentement à feu doux pendant 2 à 3 mn.

10. Ajouter le sel, le poivre et le basilic et servir en assiettes creuses individuelles.

Entrées

• **1** *Salade forestière*

Ingrédients pour 4 personnes : 600 g de champignons (champignons de Paris, cèpes des bois, pleurotes, trompettes de la mort), 1 échalote, 2 cuillères à café de moutarde, 3 à 4 gouttes de Viandox, 4 cuillères à soupe d'huile de tournesol, 1 œuf dur, 2 cuillères à soupe de vinaigre de Xérès, 2 cuillères à café de persil ou de cerfeuil haché, sel et poivre.

1. Éplucher, nettoyer délicatement les champignons et les rincer. S'il s'agit de cèpes frais, éviter un lavage à l'eau excessif qui risquerait d'en atténuer.

2. Couper les champignons en fines lamelles. Réserver.

3. Composer dans un grand saladier une vinaigrette avec l'huile de tournesol, le Viandox, la moutarde de Meaux, l'échalote hachée, le vinaigre, le sel et le poivre. Bien mélanger.

4. Ajouter les champignons émincés puis l'œuf dur passé à la moulinette.

5. Mélanger à nouveau très délicatement.

6. Servir en assiette individuelle et parsemer de persil ou de cerfeuil haché.

• **2** *Taboulé à la menthe*

Ingrédients pour 4 personnes : 100 g de semoule moyenne crue, 4 citrons, 2 cuillères à soupe d'huile d'olive, 1 bouquet de menthe, 1 belle tomate, 1 oignon moyen, 1/2 concombre, 1 cuillère à soupe de coriandre fraîche hachée, Tabasco, sel et poivre.

1. Verser dans un grand saladier le jus des citrons, l'huile d'olive, les feuilles de menthe finement hachées, la chair broyée de la tomate épépinée et émondée, l'oignon haché préalablement au mixer, la coriandre hachée, le concombre épluché, épépiné et coupé en fines lamelles. Bien mélanger à la cuillère de bois puis verser la semoule. Mélanger à nouveau.

2. Saler et poivrer puis ajouter quelques gouttes de Tabasco.

3. Mélanger à nouveau puis laisser gonfler la semoule pendant quelques heures au réfrigérateur.

• **3** *Saumon à l'aneth et au citron vert*

Ingrédients pour 4 personnes : 1 morceau de filet de saumon d'environ 400 grammes, 8 citrons verts, 1 bouquet d'aneth, 4 cuillères à café d'huile d'olive, sel et poivre.

1. Retirer avec une pince à épiler les grosses arêtes du filet de saumon puis le détailler en très fines lamelles.

2. Déposer ces lamelles dans les assiettes individuelles en les étalant soigneusement les unes à côté des autres.

3. Presser les citrons verts. Répartir le jus obtenu dans les quatre assiettes en le versant sur les lamelles

de poisson. Saler et poivrer modérément. Ajouter une cuillère à café d'huile d'olive par assiette.

4. Déposer les assiettes au réfrigérateur pendant 1 h.

5. Au moment de servir, décorer en parsemant des feuilles d'aneth coupées au ciseau.

• **4** *Courgettes au four à la mozzarella*

Ingrédients pour 4 personnes : 8 petites courgettes, 200 g de mozzarella, 4 cuillères à soupe de crème allégée, noix de muscade, sel et poivre.

1. Laver les courgettes. Couper les pédoncules. A l'aide d'un couteau à zeste retirer quelques lamelles de peau dans le sens de la longueur pour donner un aspect « zébré ».

2. Couper ensuite les courgettes en morceaux de 3 à 4 cm de longueur.

3. Faire chauffer dans un grand récipient 2 litres d'eau salée. Verser à ébullition les morceaux de courgettes et laisser cuire pendant 15 à 20 mn

4. Égoutter puis disposer les tranches de courgettes dans un plat à gratin. Réserver.

5. Préchauffer le four, thermostat 7.

6. Broyer la mozzarella dans le récipient du mixer. Incorporer la crème allégée et saupoudrer de noix de muscade râpée. Réserver.

7. Mettre les courgettes au four pendant 5 mn. Retirer le plat du four et verser sur les tranches de courgettes le mélange mozzarella-crème allégée.

8. Mettre à nouveau le plat au four pendant quelques minutes en évitant que le mélange n'entre en ébullition. Servir très chaud.

• **5** *Œufs cocotte à la tomate*

Ingrédients pour 4 personnes : 4 œufs, 4 cuillères à soupe de coulis de tomates, 1 gousse d'ail, huile de tournesol, sel et poivre.

1. Frotter les fonds de 4 ramequins avec la gousse d'ail épluchée.
2. Puis badigeonner les parois du ramequin avec un pinceau trempé dans un peu d'huile de tournesol.
3. Déposer au fond de chaque ramequin une cuillère à soupe de coulis de tomates.
4. Casser un œuf dans chaque ramequin.
5. Faire cuire au four, au bain-marie, pendant 7 mn.

Poissons

• **1** *Thon blanc façon tartare*

Ingrédients pour 4 personnes : 500 g de thon blanc, 1 oignon blanc, 1 citron vert et 4 rondelles de citron vert, 6 feuilles de laitue, 2 cuillères à soupe d'huile d'olive, sel et poivre.

1. Couper le morceau de thon blanc en gros dés. Réserver.
2. Éplucher puis émincer l'oignon. Réserver.
3. Recueillir le jus de citron vert.
4. Placer dans le récipient du mixer les dés de poisson, les morceaux d'oignon, le jus de citron, l'huile d'olive, le sel et le poivre.
5. Mixer longuement pour obtenir un mélange homogène.
6. Reconstituer 4 steaks et les placer au centre de chaque assiette.
7. Laver, égoutter puis couper en fines lanières les feuilles de laitue.

8. Entourer chaque tartare de thon avec un peu de cette chiffonnade.

9. Déposer une fine rondelle de citron vert sur chaque tartare.

• **2** *Petits rougets barbets en papillote*

Ingrédients pour 4 personnes : 8 petits rougets Barbet non vidés, mais écaillés et lavés, 1 cuillère à soupe de graines de fenouil, 4 cuillères à soupe d'huile d'olive pimentée, sel et poivre.

1. Bien essuyer les petits rougets.

2. Préparer 4 papillotes en papier d'aluminium et déposer sur chacune 2 rougets. Saler, poivrer et parsemer avec les graines de fenouil. Fermer hermétiquement chaque papillote.

3. Dans une poêle assez large, déposer les papillotes, mettre sur le feu sans matière grasse. Laisser cuire. Lorsque le poisson est cuit, la papillote gonfle brutalement.

4. Retirer alors du feu et déposer chaque papillote dans une assiette. Entrouvrir les papillotes et arroser avec un peu d'huile pimentée.

• **3** *Darnes de saumon en papillote*

Ingrédients (pour 4 personnes) : 4 tranches (darnes) de saumon, 1 carotte, 2 blancs de poireau, 1 navet, 1 échalote, 1/4 de concombre, 1 bouquet d'estragon, 1 citron, sel et poivre.

1. Préparation des légumes

Éplucher la carotte. La couper en 4 dans le sens de la longueur puis découper de fins bâtonnets de 4 à 5 cm de longueur. Réserver.

Éplucher le morceau de concombre. Le couper en 4 dans le sens de la longueur. Retirer les pépins puis détailler de fines lamelles.

Laver les blancs de poireau sous l'eau courante. Bien égoutter puis découper en fine julienne dans le sens de la longueur.

Éplucher le navet puis le détailler en fins bâtonnets.

Hacher finement l'échalote après l'avoir épluchée.

2. Prendre 4 grandes feuilles de papier d'aluminium. Placer au centre de chacune une darne de saumon puis répartir dessus et autour les morceaux de légumes. Saler, poivrer puis recouvrir d'une très fine tranche de citron. Refermer soigneusement la papillote.

3. Préchauffer le four, thermostat 9. Placer les papillotes et laisser cuire pendant 10 mn.

4. Déposer chaque papillote dans une assiette. Entrouvrir et déposer des feuilles d'estragon. Servir aussitôt.

• **4** *Sauté de lotte à l'effilé de poireaux*

Ingrédients (pour 4 personnes) : 1 morceau de lotte d'environ 700 g, 8 blancs de poireaux, 1 gros oignon, jus de citron, 4 cuillères à soupe de coulis de tomates, 2 cuillères à soupe d'huile d'olive, 2 cuillères à soupe de persil haché, sel et poivre.

1. Demander au poissonnier de retirer la peau de la lotte ainsi que la grosse arête centrale. Découper les morceaux de lotte en cubes réguliers. Réserver.

2. Préparer l'effilé de poireaux.

Laver soigneusement les blancs de poireaux. Les couper en très fines lamelles dans le sens de la longueur. Bien égoutter et réserver.

Éplucher l'oignon et le détailler en fines lamelles. Mettre une cuillère à soupe d'huile d'olive dans le fond d'une cocotte à revêtement anti-adhésif. Faire blondir les lamelles d'oignon. Ajouter la julienne de poireaux. Bien mélanger à l'aide d'une cuillère en bois et laisser cuire à couvert pendant 15 à 20 mn. Surveiller en cours de cuisson et ajouter si besoin un peu d'eau chaude. Saler et poivrer en fin de cuisson. Ajouter le jus de citron et mélanger à nouveau. Saupoudrer avec le persil haché, mélanger à nouveau et réserver.

3. Cuisson de la lotte.

Mettre une cuillère à soupe d'huile d'olive au fond d'une sauteuse à revêtement anti-adhésif. Faire chauffer puis faire sauter les morceaux de lotte à feu très vif pendant 5 mn. Saler et poivrer en fin de cuisson.

4. Déposer les morceaux de lotte au centre des assiettes chaudes. Les napper avec le coulis de tomates préalablement tiédi. Entourer avec l'effilé de poireaux.

Viandes et volailles

• **1** *Poulet grillé au fromage blanc et aux herbes*

Ingrédients (pour 4 personnes) : 4 cuisses de poulet, 500 g de fromage blanc écrémé, 2 grosses tomates, 1 oignon blanc, 1/2 concombre, 1 poivron rouge, 2 gousses d'ail, 1 pointe de harissa, 1 cuillère à soupe de feuilles de coriandre hachées, sel et poivre.

1. Déposer les cuisses de poulet salées et poivrées sur la grille du four (20 mn four 7).

2. Mettre dans le récipient du robot le fromage blanc, la chair des deux tomates épluchées et épépinées, l'oignon épluché et grossièrement coupé en morceaux, le 1/2 concombre et le poivron rouge épluchés et épépinés, les 2 gousses d'ail, la coriandre, la harissa.

3. Saler et poivrer puis mixer pendant 3 à 4 mn.

4. Verser la préparation dans un saladier et placer au réfrigérateur.

5. Lorsqu'ils sont cuits, les retirer du feu et ôter délicatement la peau.

6. Disposer une cuisse au centre de chaque assiette et napper de fromage blanc aux herbes.

• **2** *Aiguillettes de canard aux navets et au poivre vert*

Ingrédients (pour 4 personnes) : 2 magrets de canard sans la peau, 3 cuillères à soupe de poivre vert égoutté, 3 navets, 4 cuillères à soupe de crème allégée, sel et poivre.

1. Éplucher les navets et les plonger dans l'eau bouillante. Les laisser cuire pendant 10 mn. Les égoutter et les couper en tranches puis en bâtonnets de taille égale. Réserver sur une assiette chaude.

2. Enduire le fond anti-adhésif d'une cocotte avec un peu d'huile passée au pinceau puis chauffer et faire saisir à feu vif les magrets de chaque côté.

3. Réduire l'intensité du feu puis ajouter le poivre vert et les navets détaillés en bâtonnets. Couvrir et laisser cuire pendant 15 mn.

4. Une fois ce temps écoulé, s'assurer que les magrets sont correctement cuits. Pour cela, prendre un magret et le couper en son milieu. Il doit être légèrement saignant.

5. Retirer alors les magrets et les réserver sur une assiette chaude recouverte d'une feuille d'aluminium.

6. Mettre la crème dans la cocotte et la délayer délicatement dans le fond de sauce à l'aide d'une cuillère en bois. Laisser réduire pendant quelques minutes à feu assez vif.

7. Détailler chaque demi-magret en fines aiguillettes déposées au centre de chaque assiette chaude. Napper de la sauce au poivre vert et aux bâtonnets de navet.

• **3** *Magret (ou cuisses) de canard à l'orange*

Ingrédients (pour 4 personnes) : 2 magrets de canard, 2 carottes, 1 oignon, 5 oranges, 1 citron, 1 verre de liqueur d'orange, 2 cuillères à soupe de sucre pour le caramel, vinaigre.

1. La veille : éplucher les oranges en gardant les zestes. Faire de belles rondelles, verser dessus la liqueur d'orange. Réserver au réfrigérateur.

2. Le jour même : faire chauffer doucement les morceaux de canard dans une cocotte sans gras pendant 15 à 20 mn

3. Cuire les carottes, l'oignon et le zeste de 2 oranges. En faire une purée fine, passer au chinois.

4. Dans une casserole, faire un caramel juste roux, puis verser 2 cuillères de vinaigre, le jus de 2 oranges et le jus du citron. Garder au bain-marie.

5. Retirer la peau du canard, remettre les magrets dans la cocotte nettoyée. Ajouter le jus de caramel, un peu d'eau et la liqueur d'orange. Cuire 15 mn.

6. Disposer les morceaux de canard dans un plat à gratiner. Mettre les rondelles d'oranges autour. Faire rôtir quelques minutes.

• **4** *Papillotes de lapereau à la moutarde*

Ingrédients (pour 4 personnes) : 2 râbles et 2 cuisses d'un jeune lapin, 1 oignon, 20 g de fécule de pomme de terre, 400 ml de bouillon de volaille dégraissé, 4 cuillères à soupe de crème allégée, 3 cuillères à soupe de moutarde, 1 cuillère à soupe de persil, ciboulette et cerfeuil hachés, sel et poivre.

Préparer les papillotes

1. Éplucher l'oignon et le hacher finement au couteau. Réserver.

2. Hacher finement les fines herbes et réserver.

3. Déposer chaque morceau de lapin sur une large feuille de papier d'aluminium. Recouvrir avec le poivre, l'oignon et les fines herbes hachés.

4. Fermer bien hermétiquement la papillote et faire cuire à four moyen (thermostat 130-140) pendant 45 mn.

Préparer la sauce moutarde

1. Pendant la cuisson des papillotes, faire dissoudre un cube de volaille.

2. Mélanger dans un verre 20 g de fécule de pomme de terre avec un peu de bouillon de volaille.

3. Faire tiédir dans une petite casserole le reste du bouillon et y verser le contenu du verre en remuant régulièrement avec une cuillère en bois, jusqu'à épaississement de la sauce.

4. Lorsque la consistance souhaitée est obtenue, incorporer la crème allégée et la moutarde hors du feu. Bien mélanger au fouet et maintenir au chaud en plaçant la casserole au bain-marie.

Lorsque le lapin est cuit, défaire les papillotes, mettre chaque morceau au centre d'une assiette chaude. Saler et recouvrir largement de sauce moutarde.

• **5** *Sauté de coquelets aux concombres*

Ingrédients (pour 4 personnes) : 2 coquelets, 1 beau concombre, 2 tomates, 1 gousse d'ail, 1 gros oignon, persil plat haché, sel et poivre.

1. Découper les coquelets, retirer la peau et ne réserver que les cuisses et sous-cuisses, le blanc et les ailes.

2. Éplucher le concombre. Le couper en 4 dans le sens de la longueur pour retirer les pépins. Découper ensuite en dés réguliers. Réserver.

3. Éplucher l'oignon, l'émincer finement et réserver.

4. Badigeonner le fond d'une sauteuse à revêtement anti-adhésif avec un peu d'huile appliquée au pinceau.

5. Chauffer et faire fondre à feu doux les lamelles d'oignon.

6. Pendant ce temps, émonder et épépiner les tomates. Hacher grossièrement leur chair au couteau.

7. Lorsque les oignons ont blondi, ajouter la chair des tomates et la gousse d'ail épluchée et écrasée au presse-ail.

8. Faire revenir pendant quelques minutes en remuant avec une cuillère en bois, puis ajouter les dés de concombre. Bien remuer, poivrer et déposer les morceaux de coquelets.

9. Laisser cuire à couvert pendant 40 mn en remuant de temps à autre.

10. Saler en fin de cuisson.

• **6** *Steak au poivre rosé*

Ingrédients (pour 4 personnes) : 4 steaks de 100 g, 2 cuillères à café de poivre rose, 2 cuillères à soupe de crème fraîche allégée, sel, poivre.

1. Dans une poêle à revêtement anti-adhésif, cuire les steaks selon votre goût. Réserver.

2. Ajouter dans la poêle le poivre rose. Déglacer à la crème fraîche allégée. Assaisonner.

3. Napper les steaks. Servir.

Desserts

• **1** *Pommes sautées*

Ingrédients (pour 4 personnes) : 4 pommes, 10 g de beurre, cannelle, sucre.

1. Peler, épépiner et couper les pommes en lamelles.

2. Les faire revenir dans une poêle anti-adhésive pendant 5 mn avec le beurre.

3. Saupoudrez de cannelle et de sucre selon le goût. Servir.

• **2** *Tarte fine chaude aux pommes*

Ingrédients (pour 6 personnes) : 1 pâte feuilletée, 3 pommes Granny Smith, 2 cuillères à soupe de sucre en poudre, 2 cuillères à soupe de poudre d'amandes, cannelle.

1. Étaler la pâte feuilletée dans un moule à tarte.
2. Saupoudrer la pâte de 2 cuillères à soupe de poudre d'amandes et de 2 cuillères à soupe de sucre.
3. Peler les pommes, les épépiner et les découper en fines lamelles. Les disposer sur la pâte.
4. Cuire à four moyen (thermostats 6) pendant 35 mn.
5. Après cuisson, saupoudrer de cannelle moulue.

• **3** *Aumonières de pommes au pavot*

Ingrédients (pour 4 personnes) : 4 feuilles de brick, 2 grosses pommes golden, 10 g de beurre, 2 cuillères à soupe de sucre, 2 cuillères à café de graines de pavot.

1. Peler, épépiner et découper en dés les pommes.
2. Les faire revenir dans une poêle à fond anti-adhésif avec le beurre pendant 10 mn à feu doux.
3. En fin de cuisson, saupoudrer de sucre et de graines de pavot.
4. Répartir les pommes cuites dans les feuilles de brick.
5. Refermer les bricks avec une ficelle de cuisine.
6. Les enfourner pendant 10 mn dans un four préchauffé, thermostat 6.
7. Servir encore tiède.

• **4** *Gratin de kiwis*

Ingrédients (pour 4 personnes) : 4 gros kiwis, 3 cuillères à soupe de crème fraîche allégée, 2 cuillères à soupe de sucre en poudre.

1. Peler et émincer les kiwis.
2. Disposer les tranches dans un plat à gratin.
3. Recouvrir de crème fraîche et de sucre.
4. Passer au four très chaud pendant 5 mn.

• **5** *Soupe de fruits exotiques*

Ingrédients (pour 4 personnes) : 10 litchis, 2 tranches d'ananas, 1 kiwi, 1 petite mangue, 1 jus de citron, 1 cuillère à café de rhum (facultatif).

1. Peler et émincer la mangue et l'ananas.
2. Peler et dénoyauter les litchis.
3. Peler et découper le kiwi en dés.
4. Mélanger tous les fruits dans un saladier. Arroser d'un jus de citron et de rhum.

2 – De l'obésité au diabète

Obésité et diabète sont étroitement liés. 80 % des diabétiques sont ou ont été obèses, 20 % environ des obèses sont diabétiques. Ces deux maladies ont comme point commun un mauvais fonctionnement de l'insuline.

L'obésité est établie lorsque l'index de masse corporelle est supérieur à 30. Elle est dite « androïde » quand elle affecte la partie supérieure du corps ou, plus précisément, quand le rapport taille sur hanche est supérieur à 0,85 chez la femme et 1 chez l'homme. C'est essentiellement cette obésité androïde qui est associée aux troubles métaboliques : hypertension artérielle, diabète sucré, goutte…

Ce type de surcharge pondérale s'accompagne toujours d'une insulino-résistance, qui bloque l'activité de l'insuline sur son récepteur. La gêne est très nette sur les muscles et le foie, moins forte sur les cellules graisseuses. Conséquence : le système musculaire, responsable de 75 % de la consommation périphérique de glucose, n'est plus capable de capter correctement le sucre.

Au début, le blocage de l'activité de l'insuline est compensé par une augmentation de la sécrétion d e l'hormone par le pancréas. A ce stade, on est obèse sans être diabétique. Ce n'est qu'en explorant de façon complexe le métabolisme du sucre que l'on peut trouver des anomalies minimes annonçant un risque de diabète.

Puis on devient obèse en développant une « intolérance au glucose ». Cela signifie que le dosage sanguin du sucre n'est pas toujours normal, mais que la glycémie reste inférieure aux taux définissant le diabète[1].

Enfin, obésité et diabète finissent par s'associer : le taux sanguin de sucre devient anormal, supérieur à 1,26 g/l.

Au cours de ces trois phases, la sécrétion d'insuline par le pancréas augmente progressivement. Si la glycémie s'élève encore, en particulier si elle dépasse 1,20 g/l, le pancréas devient incapable de sécréter davantage d'insuline pour contrecarrer le problème. Le diabète apparaît.

En revanche, l'activité de l'insuline est peu altérée dans les cellules graisseuses. Ici, cette hormone est responsable d'une accentuation des mécanismes de stockage. Elle favorise la lipogénèse (fabrication de graisses de réserve) et bloque la lipolyse (utilisation des graisses de réserve emmagasinées dans les cellules graisseuses).

En évoluant selon ce schéma, les cellules graisseuses sont de plus en plus noyées dans un trop plein d'insuline. Cette situation favorise le stockage maximal, et la prise de poids est d'autant plus facile.

Les mécanismes initiaux de l'insulino-résistance sont mal connus. Ils dépendent beaucoup de la génétique. Ceci explique que l'on rencontre souvent plusieurs personnes diabétiques dans une même famille. Mais de nombreux facteurs extérieurs, que l'on nomme environnementaux, participent aussi au problème.

– L'âge compte parmi les plus importants. Mais nous ne pouvons pas éviter de vieillir.

– Le mode de vie joue aussi un rôle primordial. Plus on est sédentaire, moins le muscle travaille, et moins il sera apte à capter le sucre.

– Le stress entre en jeu dans ce processus. Il est responsable de la sécrétion exagérée d'hormones, en particulier par les glandes surrénales, qui vont entraver le bon fonctionnement de l'insuline. Un diabète peut d'ailleurs se déclarer après une émotion forte.

– L'alimentation, enfin, conserve une place déterminante.

Une alimentation trop riche en sucres d'assimilation rapide sollicite trop fortement le pancréas. Si celui-ci est déjà en situation de sécrétion maximale d'insuline, il ne pourra pas aller plus loin. Mais manger trop de graisses pose le même type de problème, car cela favorise aussi l'insulino-résistance. Les graisses que l'on mange entrent en compétition avec le métabolisme du sucre, elles ont donc tendance à élever la glycémie.

Le temps ne joue pas en notre faveur. Plus l'obésité est ancienne, plus les troubles de la sécrétion d'insuline s'accentuent, et plus la glycémie moyenne s'élève. Les études confirment cette situation.

Ne pas rester obèse protège notre pancréas. Ne pas manger trop d'aliments sucrés, en particulier à index glycémique élevé, et réduire les apports en graisse est également bénéfique. Le problème de l'obésité sera probablement l'un des défis majeurs de la santé publique des années à venir. Les prévisions dans ce sens sont en

1. 1,26 g/l depuis juin 1997, contre 1,40 g/l auparavant.

effet inquiétantes. Si nous ne modifions pas nos habitudes de vie, le poids moyen de la population française continuera de progresser et nous compterons environ 6 millions de diabétiques dans les années 2010, contre 2 millions au début de l'année 2000.

Si vous avez une tendance ou une prédisposition au diabète, en particulier parce que vos deux parents sont diabétiques, vous devez surveiller votre alimentation, faire du sport régulièrement et veiller à ne jamais grossir. Cela vous permettra, au moins pendant de nombreuses années, d'éviter l'apparition de la maladie. Aucune situation n'est inéluctable.

3 – Les maladies hormonales et le poids

Toute personne qui souffre d'un surpoids se pose un jour ou l'autre la question de savoir si son problème a pour origine le mauvais fonctionnement d'une hormone. Cela peut être le cas dans deux types de situations qu'il convient de distinguer. Dans le premier, les anomalies hormonales responsables de prises de poids sont liées à des dérèglements fonctionnels, non organiques. Dans le second, elles ont pour cause la maladie d'une glande endocrine particulière. Nous envisagerons d'abord les dérèglements fonctionnels.

Les anomalies hormonales fonctionnelles responsables de prise de poids

En dehors des trois profils que nous avons définis, il existe effectivement certaines circonstances qui favorisent le déclenchement d'un surpoids. Si vous appartenez à une famille à risque, apprenez à les identifier et surveillez particulièrement votre poids.

La puberté

La puberté, qui s'accompagne de changements hormonaux majeurs, est une phase de grande fragilité pondérale. Pendant cette période, les cellules graisseuses sont capables non seulement de gonfler, mais aussi de se multiplier. Les possibilités de stockage peuvent se décupler. Surveillez attentivement l'alimentation de vos enfants pendant ces années. Si par malheur ils devenaient obèses, leur problème deviendrait plus long et plus difficile à résoudre.

La pilule

Certaines jeunes filles, après voir commencé à prendre la pilule, subissent un gain de poids brutal, pouvant atteindre 6 à 7 kilos. Dans ce cas, la plus grande prudence s'impose. Si une diététique saine, bien calibrée et adaptée à leur profil ne leur permet pas rapidement de faire machine arrière, il faut adopter sans tarder un autre moyen de contraception.

La ménopause

La question du surpoids au moment de la ménopause est sujette à controverse. Prendre du poids à la cinquantaine n'est pas une fatalité, mais de nombreuses réactions défavorables s'associent alors et jouent contre les femmes. L'âge, tout d'abord. Au fil des ans, le poids a naturellement tendance à progresser. On ne mange pas spécialement plus, mais le métabolisme se fait moins bien et on diminue ses dépenses énergétique en réduisant ses activités physiques. Le squelette, en particulier la colonne vertébrale, a tendance à s'affaisser légèrement, mais cela suffit à projeter en avant l'abdomen, renforçant l'impression de prendre du poids et d'avoir un gros ventre.

Tout d'abord, vous devez surveiller votre alimentation et ne pas céder à la gourmandise : l'attirance pour les sucreries s'accentue avec l'âge !

Obligez-vous à faire de la marche et de la gymnastique. Il n'y a pas d'âge pour commencer et vous trouverez facilement des cours à votre portée.

Continuez à vivre et ne restez pas enfermée, seule, chez vous. La déprime est votre pire ennemi.

Il est difficile de savoir si le traitement hormonal substitutif de la ménopause (THS) fait prendre du poids ou non. De manière statistique, on a constaté que les femmes qui suivent un tel traitement grossissent moins que celles qui n'en suivent pas (la différence est d'environ 4 kilos). Mais cela n'a aucune valeur à titre individuel, car il existe une grande disparité parmi les femmes qui sont sous THS. Certaines ne grossissent pas du tout, tandis que d'autres prennent beaucoup de poids.

Les œstrogènes présents dans le THS, bien qu'apparemment similaires à ceux que les ovaires ne synthétisent plus, ont malgré tout des actions différentes. Manifestement, certains gonflements et gains de poids ne peuvent s'expliquer autrement que par la prise de ces médicaments.

Dans ces cas, si le problème de poids est trop important, il est indispensable de modifier le traitement hormonal. N'oublions pas que le recours à des médications plus « douces » est toujours possible.

Les maladies hormonales responsables de prise de poids

Dans environ 10 % des cas, l'origine de la prise de poids provient d'un dérèglement hormonal spécifique. Le traitement particulier de ce trouble permet de revenir à un métabolisme normal, associé à une perte de poids jusqu'au retour au poids de forme. Dans ces cas, il est évident que la diététique, bien que souhaitable, ne peut à elle seule résoudre le problème.

Les maladies thyroïdiennes

Elles représentent la très grande majorité des maladies hormonales responsables de la prise de poids.

– L'hypothyroïdie est la maladie la plus souvent évoquée. Qui n'a pas craint que l'hypothyroïdie soit à l'origine de son problème ?

L'hypothyroïdie, qui correspond à une insuffisance de fonctionnement de cette petite glande située à la base du cou, est en effet responsable d'un ralentissement général des fonctions de l'organisme. Fatigue, frilosité, constipation sont les principaux symptômes d'alerte. Le métabolisme vit également au ralenti. A une fatigue importante s'associe une prise de poids progressive qui, surtout, est accompagnée d'une sensation de gonflement diffus. Le visage devient bouffi, les doigts épais et boudinés, engourdis, malhabiles.

Le traitement de l'hypothyroïdie, très simple, est toujours très efficace.

– A l'inverse, l'hyperthyroïdie est responsable d'une accélération de tous les métabolismes. Agitation, palpitations, diarrhée, bouffées de chaleur : toutes ces manifestations s'accompagnent généralement d'une perte de poids. Toutefois, en particulier chez la femme jeune, cet hypercatabolisme qui brûle tout est compensé au-delà des besoins par une alimentation tellement excessive que le poids progresse.

Les maladies des glandes surrénales

C'est essentiellement l'excès de cortisol qui favorise la prise de poids. La maladie, ou syndrome de Cushing, provoque en fait une modification de la morphologie plus qu'une véritable obésité. Le ventre est tendu et se couvre de vergetures profondes de couleur pourpre. On constate les mêmes vergetures sur les épaules et sur les cuisses. Fatigues, troubles de l'humeur, voire dépression, émaillent le tableau.

Il est rare que les maladies surrénaliennes, responsables de pousses excessives de la pilosité, entraînent une prise de poids. En revanche, la musculature se développe anormalement et contraste avec une fatigue importante.

Dans ces situations, rares, un traitement spécialisé est indispensable.

Les maladies du système nerveux central

Enfin, et très rarement, des maladies du système nerveux central peuvent s'accompagner de prise de poids. Ici, il progresse de façon vertigineuse, parfois jusqu'à 20 ou 30 kilos en dix-huit mois !

Ces situations hormonales sont très rares et, en dehors des maladies thyroïdiennes, il n'est pas souhaitable de rechercher systématiquement toutes les causes hormonales de prise de poids. Les examens complexes sont inutiles si aucun autre symptôme ne permet de les justifier.

4 – Échelles d'évaluation du stress

Chez certains, le stress est responsable d'une prise de poids difficile à combattre. Mais il peut aussi être à l'origine de nombreuses maladies.

Hypertension artérielle, troubles du rythme cardiaque, aggravation d'une insuffisance coronaire (ou angine de poitrine) sont les manifestations cardio-vasculaires les plus parlantes.

Le stress affecte aussi l'appareil digestif. On sait par exemple depuis longtemps qu'il provoque l'ulcère gastro-duadénal mais il se manifeste aussi par des troubles plus modestes : aérophagie, problèmes digestifs de type colite et douleurs abdominales.

L'asthme, les allergies respiratoires, apparaissent quand le stress est chronique, de même que certaines maladies cutanées : psoriasis, herpès, acné, eczéma.

Les migraines et les troubles de la personnalité font également partie de la liste de méfaits, auxquels il faut ajouter des conséquences plus sournoises : baisse de la performance, mauvaise gestion du temps, mauvaise organisation, baisse de créativité et, parfois, conflits relationnels.

De nombreux moyens permettent d'évaluer le facteur stress. Vous trouverez ici deux échelles faciles à comprendre. Vous pouvez bien entendu cumuler plusieurs stress, ce qui peut faire grimper votre « résultat » de façon vertigineuse.

Chaque occasion de stress est affectée d'un certain nombre de points. Additionnez le nombre de points correspondant aux événements qui se sont produits pour vous dans les 12 derniers mois.

Échelles d'évaluation de Holmes et Rahe
(Stress dû à l'adaptation au changement sur un an, sur 100)

Mort du conjoint	100
Divorce	73
Séparation des époux	65
Période de prison	63
Mort d'un parent proche	63
Blessure corporelle ou maladie	53
Mariage	50
Licenciement	47
Réconciliation entre époux	45
Prendre sa retraite	45
Changement dans la santé d'un membre de la famille	44
Grossesse	40
Difficultés sexuelles	39
Arrivée de quelqu'un dans la famille	39
Changement quelconque dans l'univers de travail	39
Changement au niveau financier	38
Mort d'un ami proche	37
Changement de fonction professionnelle	36
Modification du nombre des scènes de ménage	35
Hypothèque de plus de 200 000 F	31
Saisie sur hypothèque ou sur prêt	30
Changement de responsabilité dans le travail	29
Un fils, une fille quitte le foyer	29

Difficultés avec les beaux-parents	29
Succès exceptionnel	28
Femme commence ou cesse de travailler	26
Commencer ou terminer des études	26
Changement dans les conditions de vie	25
Changements d'habitudes	24
Difficultés avec le patron	23
Changement d'horaire de travail ou de conditions de travail	20
Changement de résidence	20
Changement de lieu d'études	20
Changement dans les loisirs	19
Changement dans les activités religieuses	19
Changement dans les activités sociales	18
Hypothèque ou prêt de moins de 200 000 F	17
Changement dans les habitudes de sommeil	16
Changement du nombre de réunions de famille	15
Changement dans les habitudes alimentaires	15
Vacances	13
Noël	12
Contraventions	11

De 0 à 149 points : votre niveau de stress est bas, vous avez peu de risque de développer une maladie qui y soit liée, dans les circonstances actuelles.

De 150 à 199 points : votre niveau de stress dépasse la moyenne. Vous courez le risque de développer une maladie liée au stress dans les deux ans qui viennent si vous ne régularisez pas la situation.

De 200 à 299 points : vous devez avoir traversé une période très difficile. Agissez au plus vite pour réduire cette pression.

Au-delà de 300 points : vous êtes en situation de stress important. Votre risque de développer, d'ici deux ans, une maladie liée au stress est majeur.

(Notez chaque situation de 1 à 4 : 1 : jamais ; 2 : parfois ; 3 : fréquemment ; 4 : toujours)

Note	1	2	3	4
1 – Cherchez-vous à accomplir le plus de choses possibles dans le moins de temps possible ? 2 – Êtes-vous impatient s'il y a des délais ou des interruptions ? 3 – Est-il nécessaire pour vous de gagner pour éprouver du plaisir à jouer ? 4 – Appuyez-vous sur l'accélérateur pour circuler avant que le feu passe au rouge ? 5 – Avez-vous peur de demander de l'aide ou d'exprimer ce dont vous avez besoin ? 6 – Recherchez-vous constamment le respect et l'admiration d'autrui ? 7 – Êtes-vous souvent irrité de voir les façons peu efficaces de travailler qu'ont beaucoup de gens ? 8 – Regardez-vous souvent votre montre ? 9 – Cherchez-vous constamment à améliorer votre position et vos réalisations ? 10 – Avez-vous tendance à vous engager dans de nombreuses actions à la fois, même si vous disposez de peu de temps ? 11 – Avez-vous l'habitude de faire plusieurs choses à la fois ? 12 – Êtes vous souvent en colère ou irritable ? 13 – Êtes-vous toujours avec des gens, sans jamais vous retrouver seul et tranquille pour des périodes suffisamment longues ? 14 – Parlez-vous rapidement en ayant tendance à accélérer le déroulement des conversations ? 15 – Vous considérez-vous comme un fonceur ? 16 – Êtes-vous considéré comme tel par votre entourage ? 17 – Êtes-vous du genre à vous engager dans « trente-six projets » à la fois ? 18 – Y a-t-il beaucoup de délais à respecter dans votre travail ? 19 – Vous sentez-vous vaguement coupable si vous vous relaxez et si vous ne faites rien pendant vos périodes de loisir ? 20 – Prenez-vous trop de responsabilités ?				

Faites le total des points pour déterminer votre niveau de stress.

Moins de 30 points : votre vie n'est pas stressante.

Entre 30 et 50 points : prenez garde !

Plus de 50 points : votre vie est très stressante.

Identifiez vos principales sources de stress : longues journées de travail, trajets longs, soucis d'ordre professionnel ou privé. Agissez du mieux que vous le pourrez sur les facteurs qui dépendent uniquement de vous.

Si vous êtes stressé, ne négligez aucun moyen pour réduire votre stress. Vous serez plus en forme et perdrez du poids sans difficulté.

Les 10 commandements anti-stress

- Prendre le temps de se réveiller chaque matin.
- Prendre le temps de s'endormir chaque soir.
- Prendre le temps d'interrompre une tâche pour s'accorder un instant de rêverie.
- Prendre le temps d'écouter.
- Prendre le temps de trouver des solutions au lieu de se limiter à formuler des problèmes.
- Prendre le temps de respirer entre les phrases et entre les actions.
- Prendre le temps d'estimer ses capacités physiques avant d'entreprendre une action.
- Prendre le temps d'estimer ses capacités émotionnelles avant de s'engager.
- Prendre le temps d'estimer ses capacités intellectuelles avant d'accepter une tâche.
- En toute chose rechercher l'harmonie au lieu de la compétition.

Différentes techniques sont à votre disposition : relaxation avec le yoga, chi-cong, taï-chi-chuan, sophrologie, méditation... et les techniques physiques comme la gymnastique douce, le massage relaxant, la thalassothérapie...

5 – Le sucre et les sucres

Dans les fruits, il y a deux sortes d'hydrates de carbone : les solubles et les insolubles. Ces substances, des polysaccharides conservées en réserve par la plante, sont indispensables à notre alimentation

Les hydrates de carbone solubles

Le glucose : sucre de raisin ou dextrose. C'est la substance la plus courante. On l'utilise comme édulcorant et comme complément alimentaire.

Le fructose : c'est le sucre de la plupart des fruits.

Le saccharose : sucre de canne ou de betterave. Le plus connu et le plus commun des sucres.

Les hydrates de carbone insolubles

L'amidon : on le trouve dans les graines de céréales, dans la fécule des pommes de terre. On utilise l'amidon pour sa grande capacité à absorber l'eau, mais sa haute teneur en calories impose un emploi limité.

La cellulose : c'est la substance la plus abondante dans la nature. Elle appartient au groupe des glucides et se trouve dans la membrane des cellules végétales.

L'inuline : cette substance est formée par l'association de plusieurs fructoses mis en réserve par certaines plantes (topinambour...).

Par quoi remplacer le sucre ?

Ce conseil diététique est valable pour les trois profils et pour tout surpoids : vous devez limiter votre consommation de sucre raffiné, inducteur d'une réaction de stockage trop forte dans votre organisme. Mais par quoi le remplacer ?

Nous consommons trop de sucre blanc, à la fois par les ajouts directs dans notre propre alimentation et, surtout, par le biais de préparations industrielles contenant de fortes teneur en sucre alors même que leur goût ne le laisse pas supposer. L'exemple de certains sodas est édifiant.

Le sucre blanc ne présente pas de grandes qualités nutritionnelles. Il est accusé de nombreux maux : il favorise les caries dentaires, accélère les processus de vieillissement, aggrave certaines maladies comme le diabète. Il augmente les taux sanguins de triglycérides.

Pour être correctement métabolisé, le sucre blanc doit puiser de la vitamine B1 dans les réserves de l'organisme, car il n'en contient pas lui-même. Cette situation peut être responsable de carences à l'origine de fatigues et de troubles de mémoire.

Vous pouvez remplacer le sucre blanc par des édulcorants de synthèse. Ces produits ont un pouvoir sucrant très supérieur au sucre en morceaux. La saccharine est utilisée depuis une centaine d'années, l'aspartam depuis les années 60. Le pouvoir sucrant de l'aspartam est de 200 par rapport au saccharose dont le pouvoir sucrant est arbitrairement fixé à 1.

Ces produits ne sont pas sans poser divers problèmes.

Leur goût est loin d'être satisfaisant. Un arrière-goût amer est souvent retrouvé. Ils ne sont pas thermostables, c'est-à-dire qu'ils sont détruits par la chaleur et perdent leur propriété sucrante au-delà de 180 °C.

ANALYSE COMPARATIVE DES SUCRES

Mg/100 g	Sucre complet de canne	Sucre roux	Sucre blanc
Sels minéraux	1 500-2 900	250-500	30-50
Potassium	600-1 000	15-150	3-5
Magnésium	60-120	13-23	0
Calcium	40-110	75-95	10-15
Phosphore	20-100	3-4	0,3
Fer	2-10	0,5-1,3	0,1
Vitamine B1	0,023-0,1	0,001	0
Vitamine B2	0,06-0,15	0,006	0
Vitamine B	0,34-1,18	0,002	0
Vitamine E	2,9	0	0

Leur innocuité est acquise en ce qui concerne les effets toxiques et tératogènes. Leur utilisation est même possible chez la femme enceinte.

En revanche, les réactions métaboliques engendrées dans l'organisme ne sont pas neutres. L'organisme, nous l'avons signalé, travaille en apprentissage par rapport à l'alimentation. Lorsque vous mangez un plat sucré à l'aspartam, il y a leurre. Croyant devoir métaboliser de fortes quantités de sucre, l'organisme secrète des quantités d'insuline disproportionnées. Il s'en suit des sensations de malaise très inconfortables. S'il n'est pas démontré que ces réactions métaboliques puissent être à l'origine d'une prise de poids, la plus grande prudence s'impose.

Autre solution, plus satisfaisante : les édulcorants naturels et sans danger, issus du monde végétal.

Le miel

Son pouvoir sucrant est plus élevé que celui du sucre. Il est composé de différents sucres : saccharose, identique au sucre en morceaux (5 %), glucose (30 %), fructose (40 %) et maltose (6 %).

Le miel est un aliment naturel n'ayant subi aucune transformation. C'est par leur goût que toutes les variétés diffèrent.

Choisissez un miel extrait à froid, beaucoup plus facile à digérer, dont les enzymes n'ont pas été détruites par la pasteurisation.

Le sirop d'érable

Il est plus riche en minéraux que le miel : potassium, phosphore, calcium, vitamine B.

La mention « sirop d'érable » indique que le produit ne contient pas d'ajout d'autres substances telles que l'eau ou le sucre.

La caroube

Ce fruit du caroubier, arbre de Syrie, est très sucré. La caroube est utilisée comme substitut du cacao (car étant moins grasse) à condition d'en relever un peu la saveur. Elle est très riche en fibres et en calcium.

La sève de kitul

Elle nous vient du Sri Lanka, où on l'extrait de la tige des fleurs de *Caryota Urens.* Elle est riche en vitamines et minéraux (vitamines B12, B1, C, calcium, fer). Son utilisation en cuisine est variée : salades de fruits, crêpes, fromages blancs, mais aussi tisanes, thés... Ce produit est disponible dans certains magasins diététiques.

6 – L'ADIPOCYTE :
UNE CELLULE SOUS INFLUENCE HORMONALE

Les cellules graisseuses sont nommées adipocytes. Il en existe deux types :

Le tissu adipeux « blanc » représente une réserve énergétique considérable chez l'homme puisqu'il emmagasine pratiquement 90 % de l'énergie, stockée sous forme de triglycérides.

Le tissu adipeux « brun » est ainsi nommé parce qu'il est au contact des petits vaisseaux sanguins et des ramifications nerveuses terminales. Il est chargé de la thermogénèse, c'est-à-dire de la fabrication de chaleur. Cette fonction, essentielle chez les rongeurs, n'est retrouvée chez l'homme que dans des circonstances particulières, qui recouvrent aussi bien les maladies des glandes surrénales que, plus simplement, l'exposition à de très basses températures pendant longtemps. C'est le cas par exemple des personnes qui restent pendant longtemps au niveau des pôles terrestres.

Notre corps d'adulte héberge entre 20 et 40 milliards d'adipocytes. Ils apparaissent dès le second trimestre de la vie embryonnaire. Ils peuvent se multiplier (hyperplasie) et/ou grossir (hypertrophie) selon les circonstances extérieures, en particulier si l'organisme doit stocker de grandes quantités d'énergie alimentaire. Cette évolution est prépondérante dans les premières semaines de la vie et à la puberté. Mais elle est aussi possible à tout âge, selon les sollicitations. Ceci explique qu'une liposuccion, réalisée alors qu'un problème sous-jacent n'est pas résolu, n'apportera que des bénéfices transitoires. La cellulite ne manquera pas de réapparaître dans les semaines qui suivront l'intervention.

Chaque région anatomique est sous la dépendance d'hormones spécifiques.

Au niveau des cuisses, les œstrogènes font augmenter à la fois le nombre et le volume des adipocytes. Les androgènes, au contraire, les font réduire. C'est pour cette raison hormonale que les femmes ont habituellement une morphologie gynoïde, ou qu'elles prennent du poids essentiellement sur le bassin (surtout si elles prennent la pilule).

Au niveau des épaules, c'est le cortisol qui est le plus actif pour augmenter le volume des adipocytes. Les œstrogènes au contraire ont tendance à le faire réduire.

Au niveau du ventre, c'est encore le cortisol qui augmente le volume des adipocytes.

Pendant longtemps, les adipocytes ont été considérés comme des cellules de stockage inertes. On sait maintenant qu'il n'en est rien : cette cellule est en permanence sous contrôle neuro-hormonal.

La création des adipocytes se fait sous l'influence du système nerveux sympathique. Les traitements qui réduisent l'activité du système sympathique, tels que les bêta bloquants, favorisent l'expansion des cellules graisseuses. Elles seront ainsi prêtes à stocker si nécessaire.

L'insuline favorise la lipogénèse, fabrication de graisses de réserve. Cette action est majorée par la cortisone.

Les catécholamines, hormones des glandes surrénales sécrétées en grande quantité en cas de stress, bloquent la lipolyse, c'est-à-dire l'utilisation des graisses de réserve. L'insuline possède également une action antilipolytique puissante.

La leptine, enfin, est une hormone produite par les cellules graisseuses. Elle est chargée, après avoir transité par le circuit sanguin et rejoint le cerveau, de renseigner l'organisme sur l'état nutritionnel du corps. En l'absence de leptine, le cerveau estime que la situation nutritionnelle est celle d'une carence grave. Il va mettre ainsi en route des mécanismes de stockage maximum.

Alors qu'il y a encore quelques années, la cellule graisseuse était décrite comme inerte, on a compris que, finalement, elle subit l'influence des hormones. Les recherches dans ce domaine n'ont pas fini de nous étonner, et risquent de nous apporter des éclaircissements nouveaux dans la compréhension des problèmes de poids.

7 – Apprenez à décrypter une ordonnance dangereuse

Les homéopathes ne sont pas ici en cause. Leurs prescriptions sont honnêtes. Mais certaines ordonnances sont des abus de confiance.

Vouloir maigrir trop vite, en prenant des médicaments « miracle », conduit en effet, parfois, à des catastrophes. Mme L. en a fait la triste expérience. Elle n'arrivait pas à perdre 7 kilos. On lui a prescrit une ordonnance qualifiée « d'homéopathique ».

En voici le contenu :

1 – Faire préparer des gélules « I ». Vous prendrez 1 gélule à la fin de chaque repas.

– Metformine	0,30 g
– Guar gum	0,09 g
– *Insulinum* 15 CH	0,01 g

2 – Faire préparer des gélules « L ». Vous prendrez 1 gélule le matin, 1 à midi et 1 à 17 h.

– Acide triodothyroacétique	0,00050 g
– Thyroïde lyophylisée (teneur en iode 0.20 %)	0,08 g
– *Crataegus Nébulisat*	0,20 g
– *Piper methysticum*	0,12 g

La supercherie était bien masquée.

La gélule « I » contient de la metformine. Il s'agit d'un médicament *allopathique* prescrit pour le diabète. Il n'est pas autorisé d'en donner en dehors de cette indication. La dose indiquée ne correspond pas du tout à une dose homéopathique. Elle est équivalente à celle retrouvée dans les comprimés vendus en pharmacie. S'il est possible que cette molécule puisse aider à faire perdre du poids dans certains cas, il est sûr que ce médicament ne peut pas convenir à tout le monde.

La gélule « L » contient un dérivé d'extraits thyroïdiens. Ces extraits ne font pas perdre du poids. De plus, et tel était le cas pour Mme L, ce médicament peut bloquer la glande thyroïde. Résultat : elle se sentait de plus en plus fatiguée, « gonflée », et elle prenait du poids. Sans parler de sa frustration : elle obtenait l'effet exactement inverse à celui qu'elle avait recherché. Fort heureusement, cette situation est restée transitoire et l'équilibre hormonal a fini par se restaurer avec le temps et un traitement plus adapté.

Soyez également très prudent si, sur ce type d'ordonnance, vous trouvez des produits contenant de la spironolactone ou de l'hydrochlorothiaside : ce sont des diurétiques. On peut avoir besoin de prescrire des diurétiques, on ne doit pas masquer la prescription.

Voilà bien de l'énergie perdue et encore des espoirs qui s'effondrent. La solution existe, mais elle ne passe pas par le miracle.

8 – Chassez la cellulite

En médecine, ce terme désigne une affection grave de la graisse située sous la peau. Il correspond plus simplement, dans le langage courant, à la « peau d'orange », ce capiton situé le plus souvent sur les fesses et les cuisses.

Les hormones contribuent à la formation de cellulite. Les œstrogènes, contenus par exemple dans la pilule contraceptive, et l'insuline, en sont les meilleurs exemples. Ces deux hormones entraînent la « rétention » d'eau et de sel dans ces zones. Plus les œstrogènes sont actifs, plus l'insuline est sécrétée, et plus la rétention s'accentue.

Pour combattre cette cellulite, commencez par tout faire pour éviter son apparition.

Sachez que les pilules les plus fortement dosées en œstrogènes favorisent la cellulite.

Évitez d'accentuer la rétention en mangeant trop salé. Immanquablement, la surcharge se localisera à l'endroit le plus fragile de votre corps.

Ne stimulez pas trop fortement vos sécrétions d'insuline. Pour cela, reportez-vous au chapitre « insuline » pour connaître les aliments contenant des sucres d'assimilation rapide, trop dangereux pour vous.

Certains massages sont d'une grande utilité. Ce sont les massages drainants, doux, chargés de vider le circuit lymphatique. En revanche, les thérapeutiques « mécaniques », enveloppements et autres techniques de sudation, sont sans effet.

Certaines plantes ont des propriétés drainantes : n'hésitez pas à suivre des cures de thé vert, de reine des prés...

N'oubliez pas la gymnastique, sans aller jusqu'à la musculation. L'activité physique de moyenne intensité réduit la cellulite en améliorant la circulation locale, elle draine naturellement.

2865

Imprimé en Allemagne par GGP Media

pour le compte des
Nouvelles Éditions Marabout
D. L. n° 43010-janvier 2004
ISBN : 2-501-03851-7
40.3530.9 / Éd. 03